JN000947

にゃんトレ

Nyan Training

ねこと一緒に楽しく 脳活

監修: 篠原菊紀

公立諏訪東京理科大学教授

永岡書店

はじめに

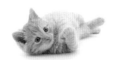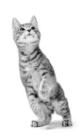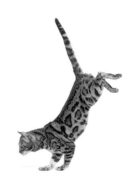

　ねこを題材にした脳トレは、ねこ好きにとってより効果が期待できます。

　ねこ好きがねこの写真やイラストを見ると、愛着やきずなに関連するオキシトシンという物質の分泌が増します。さらにオキシトシンは快感ややる気にかかわるドーパミンの分泌を促進します。このドーパミンは記憶に関連する海馬や、思考やスキルに関連する前頭葉にはたらきかけて、記憶の効率を高めたり、スキルアップやスキルの定着を促します。もちろん、癒しにもつながり、どうしても修行感が出がちな脳トレを心地よいものにしてくれます。

　では、この『ねこと一緒に楽しく脳活にゃんトレ』で、どんな認知機能(頭のはたらき)がきたえられるのでしょうか。ズバリ、最もきたえられるのはワーキングメモリ(作業記憶)という頭のはたらかせ方です。

　ワーキングメモリは、記憶や情報を頭に置きながら、あれこれ考えたり、作業をしたりする頭の使い方です。たとえば、「まちがいさがし」では、映像を記憶しながら、違っているところを探します。この時使わ

れるのは、画像的なワーキングメモリです。「ことわざめいろ」では「ねこにこばん」を頭に置きながら、こっちだと行き詰まる、こっちもだ、じゃ戻って、などと言語的なワーキングメモリを使います。「重さ比べ」では頭の中で大小関係を並べなおしながら答えを導きます。

　ワーキングメモリの力は20歳くらいをピークにして歳とともに低下してしまいます。とくに60代以降の低下は大きくなります。これにともなって、人との約束が三つ四つ重なるとどれかが抜けてしまう、二階に上がったはいいが何をしに来たのか忘れてしまう、いいことを思いついて話し始めたはいいが、話が横ずれしたとたん、何を話そうとしたのか忘れてしまう、といったことが多くなります。またワーキングメモリの力の低下は個人差が大きく、歳とともに平均値が低下するだけではなく、個人差も大きくなっていきます。60代、70代でも20歳と遜色ない人もいれば、大きく機能が低下してしまう人も出てきます。いやな言い方をすれば、歳をとると同窓会に出るたびにクラス内の差が広がっていきます。

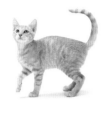
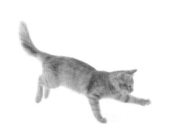
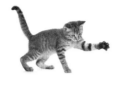
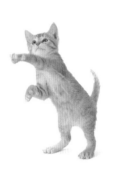

　一方で、ワーキングメモリの力は可鍛性（か たん せい）といってきたえると伸びることも知られています。ワーキングメモリを使う課題を行ったり、日常に転がっているワーキングメモリを使う機会で楽しく頭を使うことできたえることもできます。ワーキングメモリを効率的にきたえる方法はふたつあります。ひとつは、より早く、より難しく、より心を込めてなど、自分を追い込んでいくことで、前頭前野の活性度を高く保つ方法です。もうひとつは、ワーキングメモリ系の問題をスムーズに答えられるまでくり返すことでもワーキングメモリの力は向上します。この本では後者の方法、さっと答えられるまでくり返すのがいいでしょう。

　人間の高次脳機能の根底にはワーキングメモリの力があります。これには進化を経て人になって最も巨大化した前頭前野がかかわります。この前頭前野のはたらきに加えて、空間認知課題では頭頂連合野、言葉関連ではブローカ野、ウェルニッケ野、弓状束など言語関連野、計算関連では頭頂連合野、見えていないものの想像には側頭頭頂接合部、ねこの顔を覚えるのに紡錘状回（ぼうすいじょうかい）、なぞり絵やめいろでは運動関連野や小脳、記憶関連では海馬、読み上げゲームでは矛盾を調整する前部帯状回、手指の体操では補足運動野などがきたえられていきます。

　ねこ好きは、このややこしい修行を、まあまあ楽しく、癒されながらできるわけです。するとやる気にかかわる線条体（せんじょうたい）が活性化しやすくなって学習の効率も上がります。楽しくチャレンジしてください。

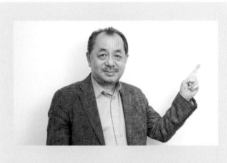

―――― 監修 ――――

篠原菊紀（しのはら・きくのり）

長野県茅野市出身。公立諏訪東京理科大学・工学部情報応用工学科教授（脳神経科学、応用健康科学）、地域連携研究開発機構・医療介護・健康工学部門長、学生相談室長。茅野市縄文ふるさと大使。応用健康科学、脳科学が専門。「遊び」「運動」「学習」など日常的な場面での脳活動の研究などの他、企業からの受託研究、各種産業との共同研究も数多く手がける。NHK「チコちゃんに叱られる！」「あさイチ」他、テレビやラジオ、書籍等の解説、監修などを多数務めている。

もくじ

〈 問題の種類 〉

まちがいさがし／ことわざめいろ／重さ比べ／画数めいろ／

違う絵さがし／展開図はどれ？／裏から見たのはどれ？／

順番めいろ／シルエットクイズ／イラスト逆計算／

線つなぎめいろ／入れ替わりクイズ／余るピースはどれ？／

なぞり絵／もう1つはどれ？／にゃんこつなぎ／

記憶力クイズ／折り紙展開図／バラバラ漢字／にゃんプレ／

ひらがな並べ替え／にゃんこめいろ／言葉つなぎ／

ジグソーパズル／読み上げゲーム／サイコロ転がし／

カウントクイズ／にゃんこ計算／手指の体操／

組み合わせパズル

トレーニングすることで脳の機能低下を予防することができるワーキングメモリの能力と、ほかの脳機能もあわせてきたえることができる問題を集めました。

この本の使い方

イラストと写真で登場するかわいいねこたちと一緒に、楽しく脳トレできる問題集です。
各問題には次の項目が記載されています。

難易度
目安として初級・中級・上級の3段階になっています。

きたえられる力
脳のどんな力をきたえる効果があるかわかります。

目標時間
できるだけ目標時間内に解くことを目指しましょう。

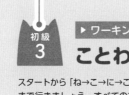

初級
3

▶ ワーキングメモリをきたえる　　　⌛ 目標時間　**2分**

ことわざめいろ

スタートから「ね→こ→に→こ→ば→ん」の順にくり返してゴールまで行きましょう。すべてのマスを通らなくてもOKです。ナナメには進めず、同じマスは1回しか通れません。　▷答えは87ページ

かかった時間	分	秒
解いた日	月	日

ねこに小判…貴重なものを与えても、その人にはその値打ちがわからないことのたとえ。

答えのページ
答えが載っているページです。

解いた日
問題を解いた日を記入してください。

かかった時間
実際にかかった時間を記録し、目標をどれだけ達成できたかの目安にしましょう。

── パズルの解き方 ──

ことわざめいろ
スタートからことわざの言葉順にゴールまでの道をつくります。

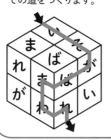

線つなぎめいろ
障害物をよけ、すべてのマスを通る一本道をつくります。

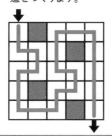

にゃんこつなぎ
すべてのマスを通るように、同じ絵柄を線でつなぎます。

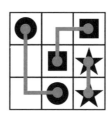

言葉つなぎ
すべてのマスを通って1つの言葉になるように線でつなぎます。

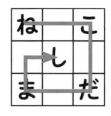

▶ 空間認知力をきたえる

⏳ 目標時間　**2分**

まちがいさがし

上と下の写真で、5つ違うところを見つけましょう。

▷答えは87ページ

かかった時間	分　　秒
解いた日	月　　日

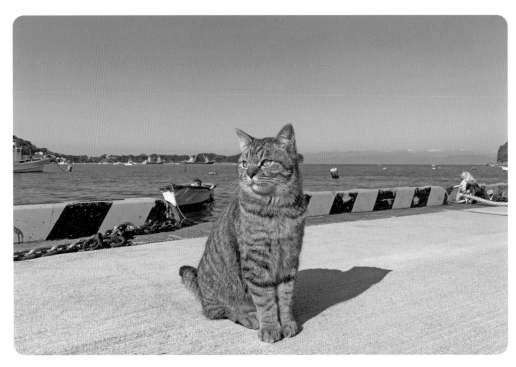

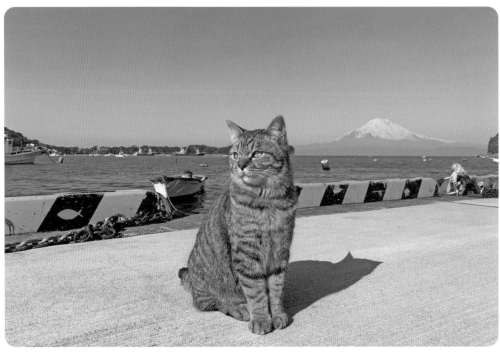

初級
2

▶ 空間認知力をきたえる

まちがいさがし

⏳ 目標時間　**2分**

上と下の写真で、5つ違うところを見つけましょう。

▷答えは87ページ

かかった時間	分　　秒
解いた日	月　　日

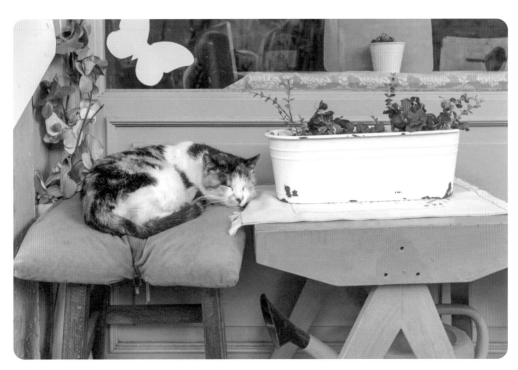

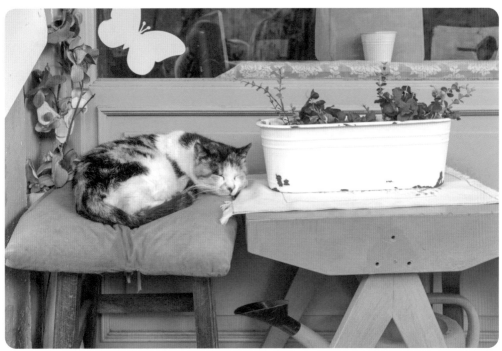

▶ ワーキングメモリをきたえる　⌛ 目標時間　**2分**

ことわざめいろ

スタートから「ね→こ→に→こ→ば→ん」の順にくり返してゴールまで行きましょう。すべてのマスを通らなくてもOKです。ナナメには進めず、同じマスは1回しか通れません。　▷答えは87ページ

かかった時間	分 秒
解いた日	月 日

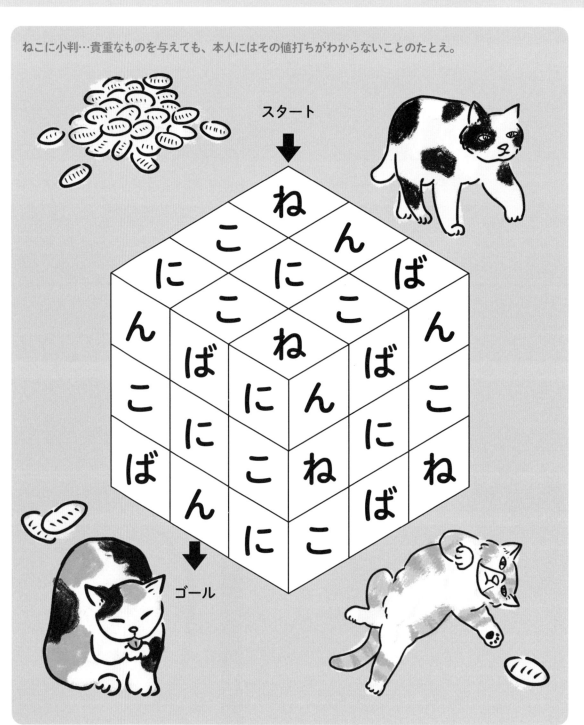

ねこに小判…貴重なものを与えても、本人にはその値打ちがわからないことのたとえ。

▶ 推論力をきたえる

重さ比べ

きなこ、ベル、れおの3匹がシーソーで重さ比べをしています。
一番重いのは誰でしょう？ ▷答えは87ページ

かかった時間	分　秒
解いた日	月　日

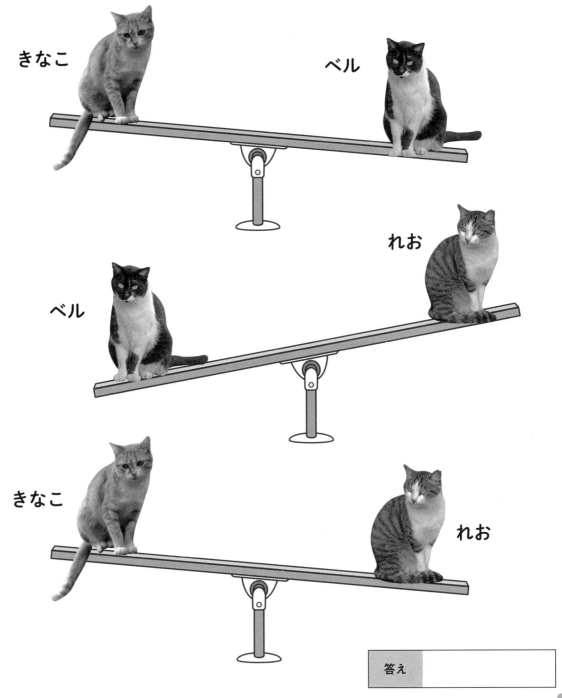

きなこ

ベル

れお

ベル

きなこ

れお

答え	

▶ 計算力をきたえる

画数めいろ

窓の外を眺めているねこがいます。「窓」と同じ画数の漢字をたどって、ねこが見つけたいきものを当てましょう。

▷答えは87ページ

かかった時間	分 秒
解いた日	月 日

🖎 目標時間 **3**分

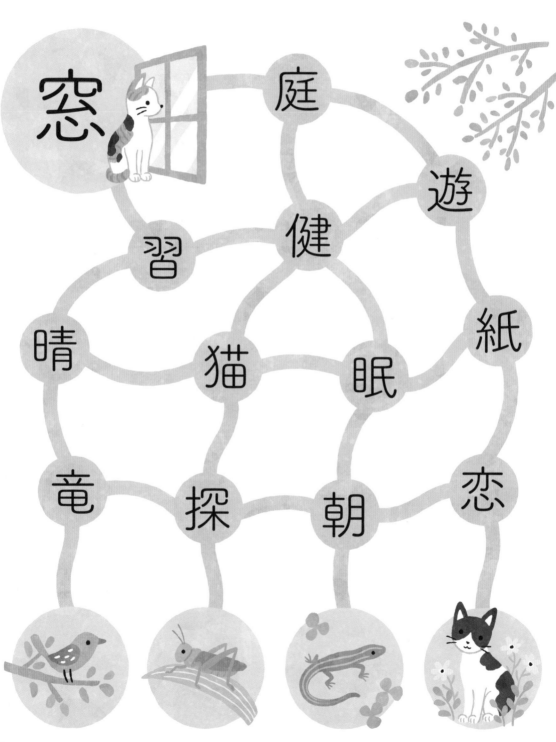

▶ 空間認知力をきたえる

違う絵さがし

並んでいる絵の中に、1つだけ違うものがあります。見つけて○
をつけましょう。 ▷答えは87ページ

⏳ 目標時間	**1分**

かかった時間	分 秒
解いた日	月 日

▶ 想像力をきたえる

⧖ 目標時間　**3分**

展開図はどれ？

組み立てると見本のようなキューブになる、正しい展開図は Ⓐ～
Ⓒのどれでしょう？ ▷答えは87ページ

かかった時間	分　秒
解いた日	月　日

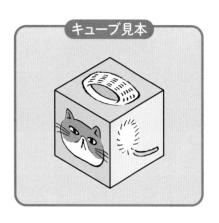

キューブ見本

Ⓐ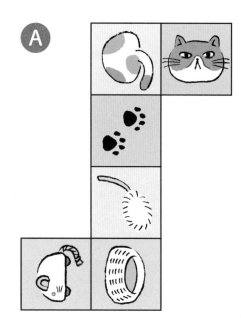

Ⓑ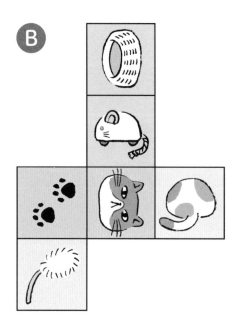

Ⓒ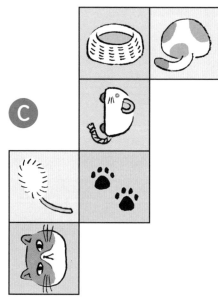

答え	

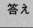

▶ 想像力をきたえる

裏から見たのはどれ？

⏳ 目標時間 **3分**

見本のように表裏で絵が違うカードを、右上のワク内のように並べました。裏側から見るとどうなっているでしょう？

▷答えは87ページ

かかった時間	分	秒
解いた日	月	日

カード見本

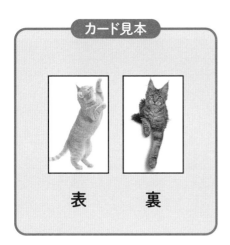

表　　　裏

これを裏側から見ると…

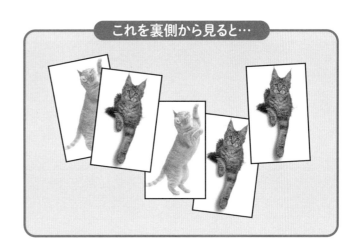

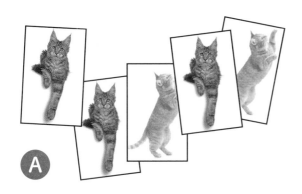

Ⓐ

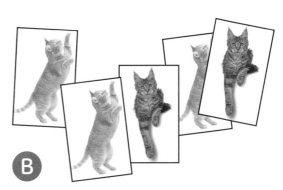

Ⓑ

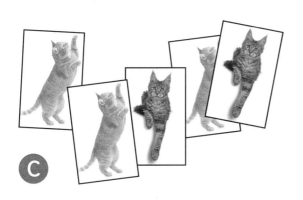

Ⓒ

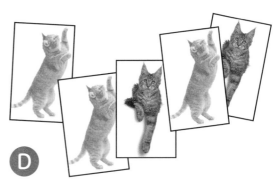

Ⓓ

答え	

▶ ワーキングメモリをきたえる

⧗ 目標時間 **2分**

順番めいろ

スタートから見本と同じ順に5つの絵をたどってゴールまで行きましょう。ナナメには進めず、同じマスは1回しか通れません。

▷答えは88ページ

かかった時間	分 秒
解いた日	月 日

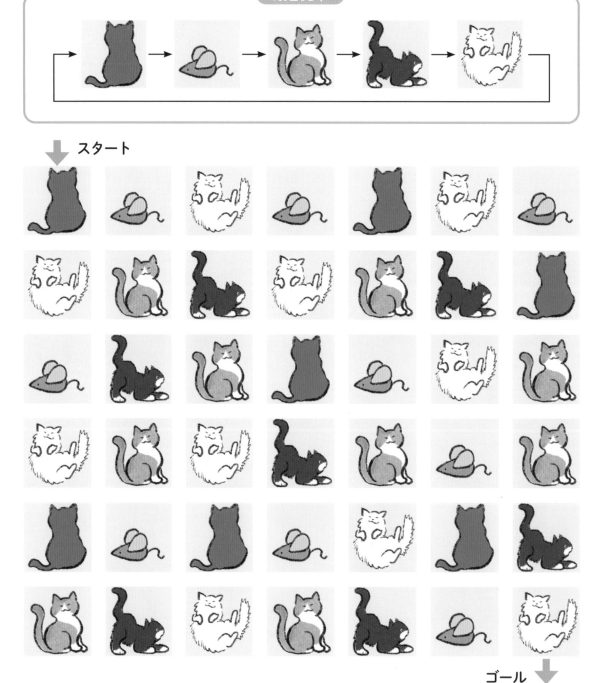

▶ 空間認知力をきたえる

シルエットクイズ

シルエットになったねこは**Ⓐ**〜**Ⓖ**のどれでしょう？

▷答えは88ページ

かかった時間	分 秒
解いた日	月 日

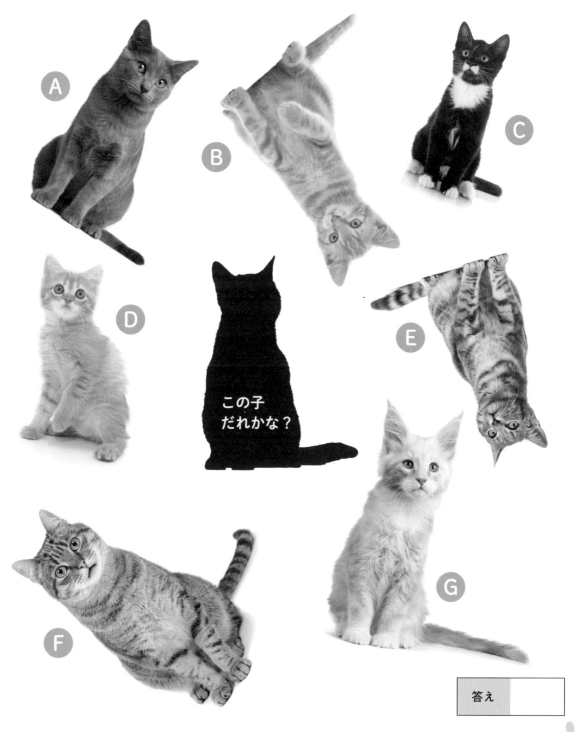

この子
だれかな？

答え	

イラスト逆計算

数字の1〜4を4種類の絵に置き換えて計算式をつくりました。
それぞれの絵に当てはまる数字を答えましょう。

▷答えは88ページ

かかった時間	分　秒
解いた日	月　日

＋　＋　＝ 8

＋　＋　＋

＋　＋　＝ 9

＋　＋　＋

＋　＋　＝ 6

‖　‖　‖

6　　**10**　　**7**

答え　 □　 □

 □　 □

16

▶ 調整力をきたえる 🖩 目標時間 **1** 分

線つなぎめいろ

ハムスターが小屋に帰れるよう、ルールに従ってスタートから
ゴールまでの一本道をつくりましょう。 ▷答えは88ページ

かかった時間	分　秒
解いた日	月　日

◉ルール
①ねこのいるマスは通れません。
②ねこのいないすべてのマスを通らなければなりません。
③同じマスは1回しか通れません。
④進める方向はタテとヨコだけで、ナナメには進めません。

⬇ スタート

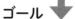

ゴール ⬇

初級 13

入れ替わりクイズ

ねこたちが洗濯かごに入っています。次の❶～❺の順に入れ替わったあと、最後に下の列の中央にいるのは誰でしょう？

▷答えは88ページ

かかった時間	分　　秒
解いた日	月　　日

入れ替わった順番

❶ さぶろうとぽておが入れ替わった。
❷ ちろとぽておが入れ替わった。
❸ まめことてんが入れ替わった。
❹ ぷーとさぶろうが入れ替わった。
❺ ぽておとてんが入れ替わった。

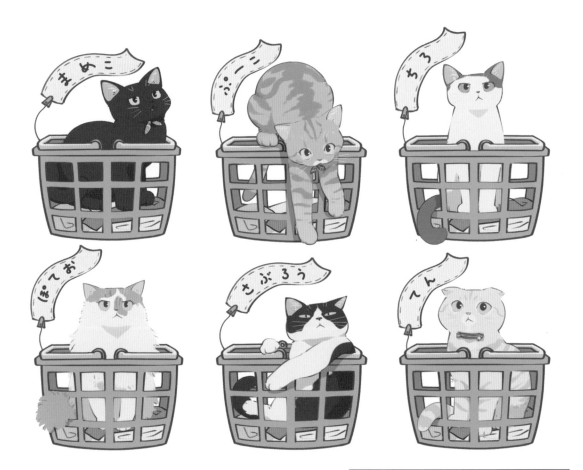

答え	

▶ 論理力をきたえる

余るピースはどれ？

🅐〜🅔のピースを組み合わせてお題の形をつくるとき、余るピースはどれでしょう。ピースは回転させて使えますが、裏返しにはできません。 ▷答えは88ページ

⏳目標時間	3分

かかった時間	分　秒
解いた日	月　日

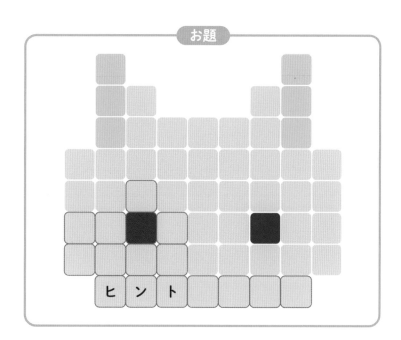

お題

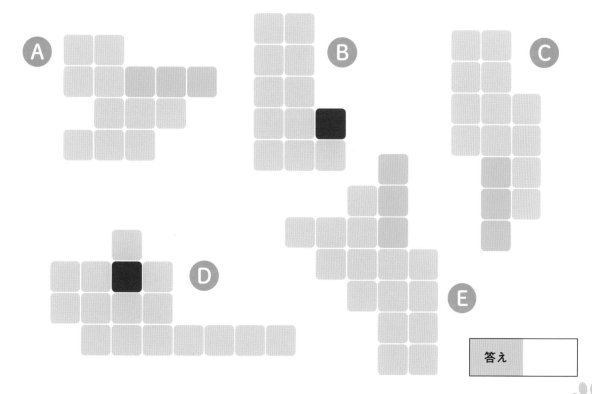

答え	

初級 15

▶ 調整力をきたえる

なぞり絵

ねこのなぞり絵です。鉛筆やボールペン、色鉛筆など好みの筆記
具で下絵をなぞりましょう。線をなぞっていくだけで、かわいい
ねこが描けます。

かかった時間	分	秒
解いた日	月	日

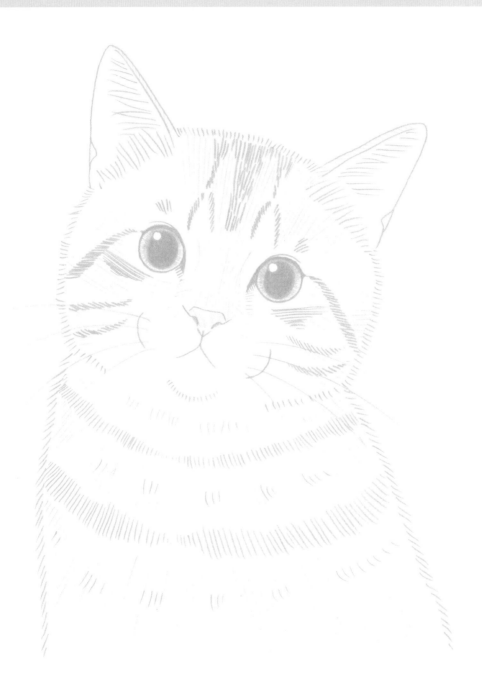

Point　こちらを見つめる大きな目がポイントです。黒目は光の点を塗りつぶさないように白く残すと生き生きとした瞳になります。

▶ 推論力をきたえる

もう1つはどれ？

左のワク内のシールを右の○ともう1つのグループに分けました。
もう1つのグループで正しいのは❶～❸のどれでしょう？

▷答えは88ページ

かかった時間	分 秒
解いた日	月 日

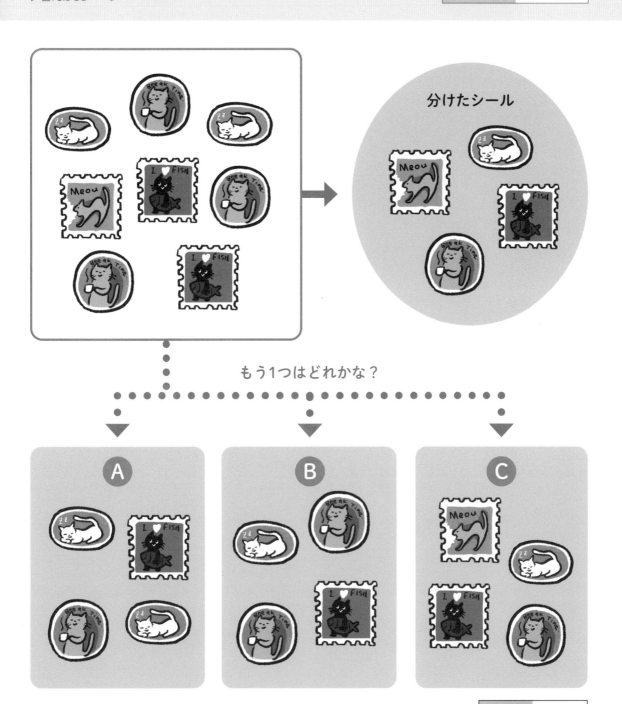

分けたシール

もう1つはどれかな？

A

B

C

答え

初級
17

にゃんこつなぎ

同じねこを線でつなぎましょう。線はすべてのマスを通らなけれ
ばなりません。同じマスは1回しか通れず、ナナメには進めません。

▷答えは88ページ

かかった時間	分　　　秒
解いた日	月　　　日

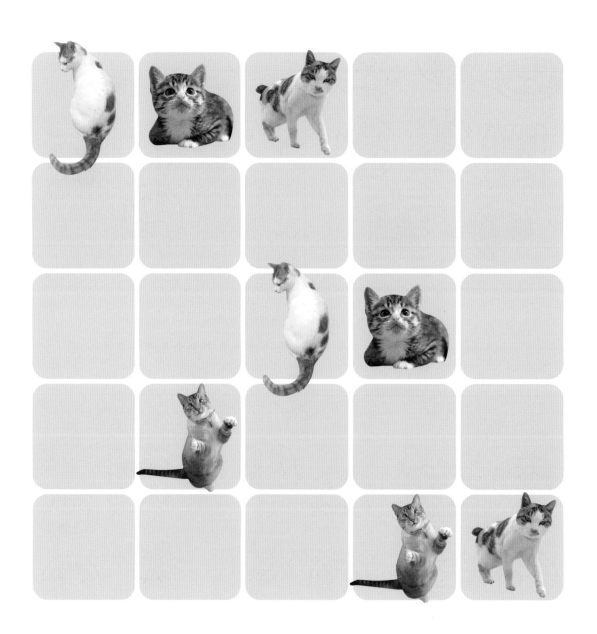

⏳ 目標時間 **1分**

記憶力クイズ

下の写真を1分間よく見て覚え、次のページの質問に目標時間内に答えましょう。 ▷答えは88ページ

かかった時間	分 秒
解いた日	月 日

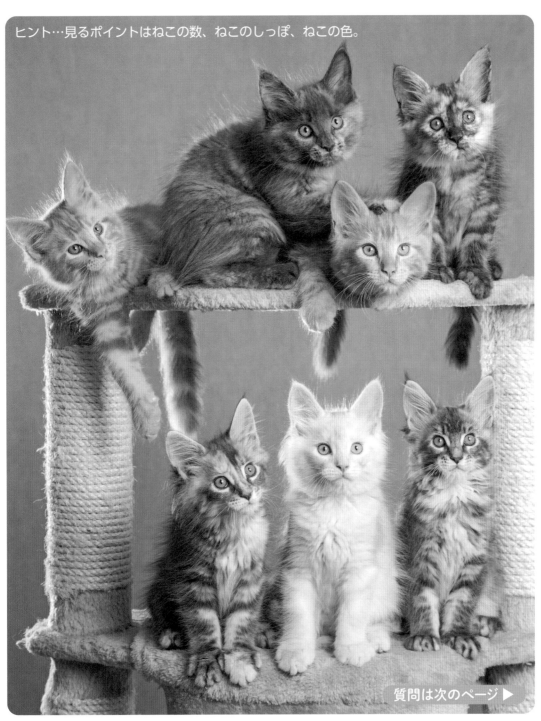

ヒント…見るポイントはねこの数、ねこのしっぽ、ねこの色。

質問は次のページ ▶

▶ 想像力をきたえる

折り紙展開図

正方形の折り紙を図のように折っていき、右端の図のように切り込みを入れました。折り紙を開いたときの形は🅐〜🅒のどれになるでしょう？ ▷答えは89ページ

⏳目標時間 **2分**

かかった時間	分 秒
解いた日	月 日

折り方

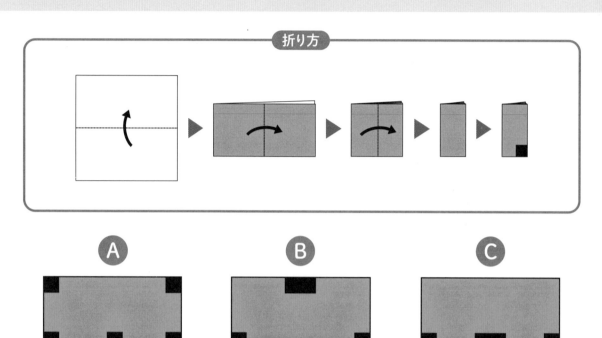

🅐　🅑　🅒

答え	

前のページの質問

写真は見ずに答えてください。

❶ ねこは全部で何匹いましたか？

　　　　　匹

❷ しっぽが見えているねこは何匹いましたか？

　　　　　匹

❸ 上段左端のねこは何色でしたか？

　　　　　色

❹ 首輪をしたねこは何匹いましたか？

　　　　　匹

▶ ひらめき力をきたえる

バラバラ漢字

バラバラになったパーツを組み合わせて、漢字2文字をつくりましょう。　▷答えは89ページ

⏳ 目標時間　**1** 分

かかった時間	分　秒
解いた日	月　日

ヒント…ことわざで、油断できないこと、危険であることのたとえ。ねこのそばに、その好物を置くこと。

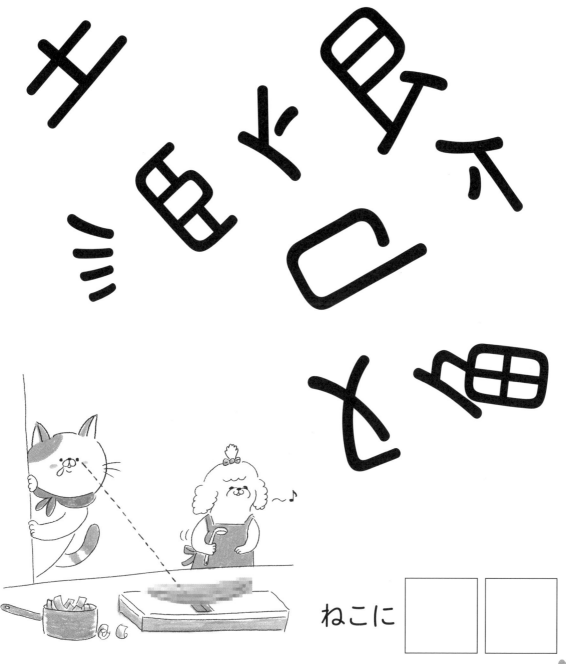

ねこに ☐ ☐

▶論理力をきたえる

にゃんプレ

⌛ 目標時間 **2**分

ナンバープレイス（ナンプレ）のイラスト版です。ルールに従ってすべてのマスを埋めてパズルを完成させましょう。

▷答えは89ページ

かかった時間	分　秒
解いた日	月　日

ルール…○タテの列とヨコの列の4マスには、4種類の絵が1つずつ入ります。
　　　　○太ワクで囲まれた2×2のブロックにも、4つの絵が1つずつ入ります。

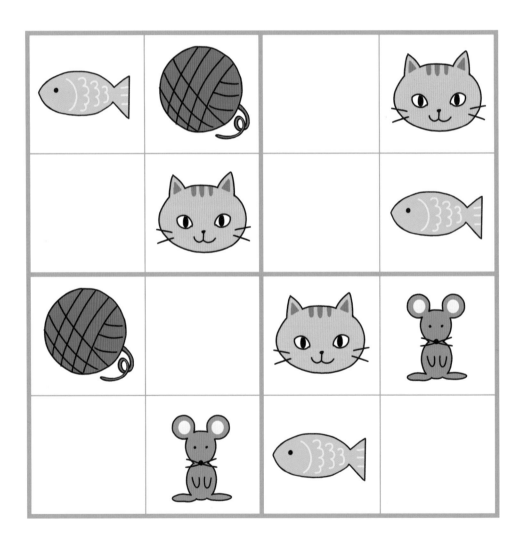

▶ 言語力をきたえる

⏳ 目標時間　**1分**

ひらがな並べ替え

ねこが隠しているひらがなを読み取り、並べ替えて意味のある言葉をつくりましょう。　▷答えは89ページ

かかった時間	分	秒
解いた日	月	日

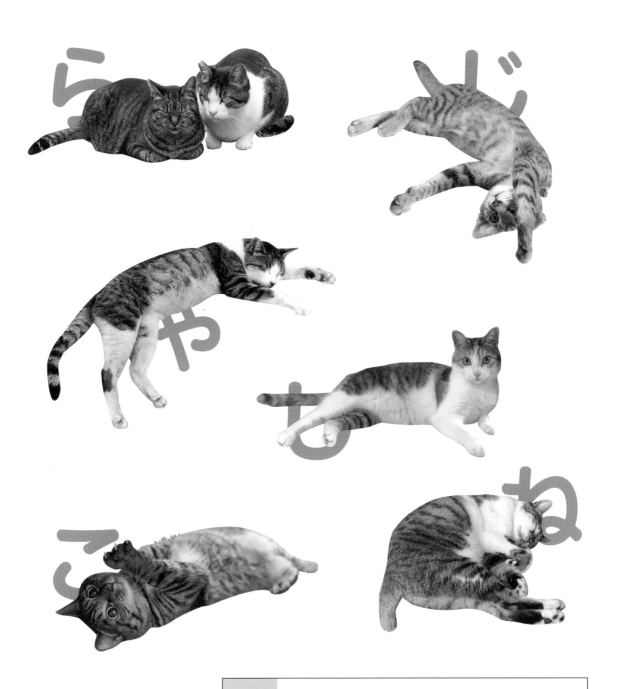

答え	

▶ 調整力をきたえる

⏳ 目標時間　**2分**

にゃんこめいろ

スタートから入ってゴールを目指しましょう。　▷答えは89ページ

かかった時間	分　秒
解いた日	月　日

スタート

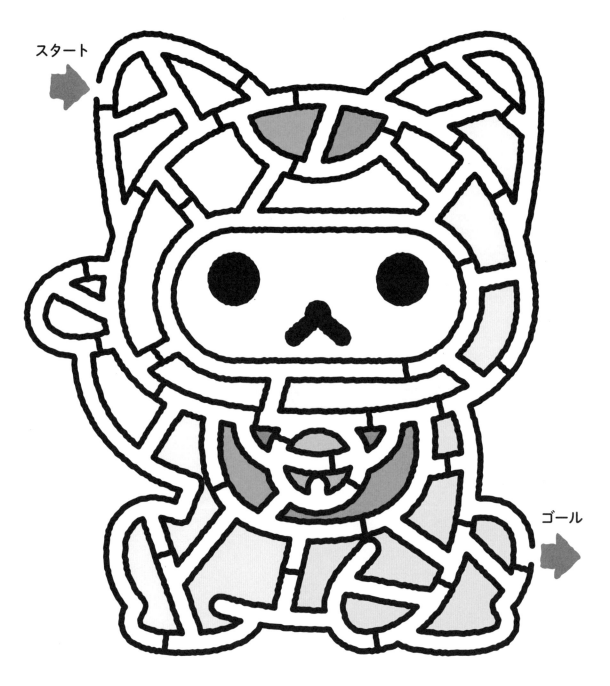

ゴール

初級
24

言葉つなぎ

「か」からスタートして「かりてきたねこ」の順に線でつなぎましょう。線はすべてのマスを通らなければなりません。同じマスは1回しか通れず、ナナメには進めません。　▷答えは89ページ

かかった時間	分　秒
解いた日	月　日

借りてきたねこ…いつもの様子とは違い、非常におとなしいさま。

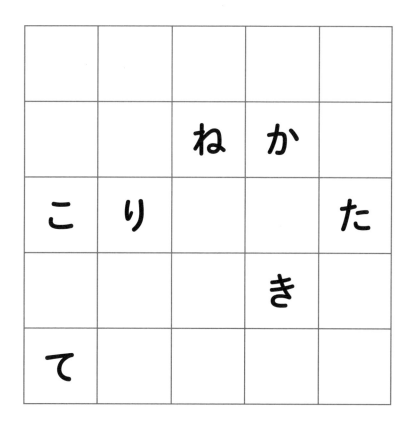

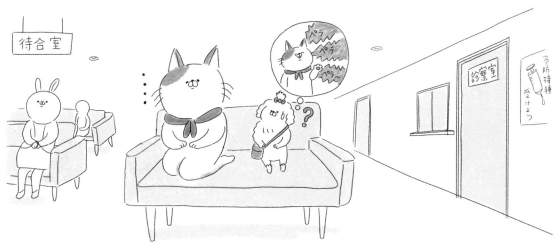

ジグソーパズル

写真の抜けているところにハマるピースを下から選んで、パズル
を完成させましょう。　▷答えは89ページ

かかった時間	分　秒
解いた日	月　日

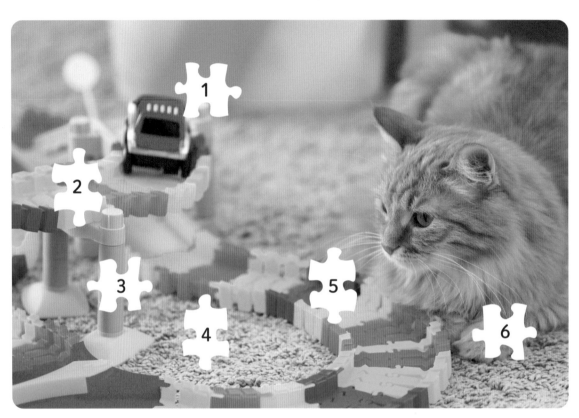

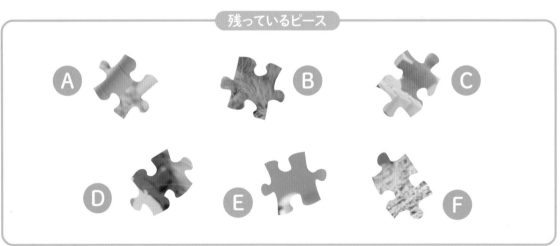

残っているピース

1	2	3	4	5	6

▶ 切り替え力・抑制力をきたえる ⏳ 目標時間 **3** 分

読み上げゲーム

次の指示の通りに、声に出してできるだけ速く読みましょう。間違えたところは正しく言い直し、目標時間内にスムーズに読むことができるようになるまで挑戦しましょう。

かかった時間	分 秒
解いた日	月 日

❶ まずは順番に漢字を読んでいきましょう。

❷ 次に、文字の色を答えていきましょう。たとえば最初の「黄」の答えは「あか」です。

黄　赤　青　赤　青　緑　緑

青　緑　赤　青　黄　緑　青

黄　青　緑　赤　赤　青　緑

緑　赤　黄　緑　青　黄　赤

❸ 漢字は文字を読み、ひらがなは文字の色を答えましょう。

赤　き　あお　青　あか　黒

き　黒　赤　あお　くろ　赤

青　あか　黒　青　き　くろ

▶ 推理力をきたえる

サイコロ転がし

サイコロを矢印の順に転がしたとき、最後に上になっている目は
なんでしょう？ ▷答えは89ページ

⌛ 目標時間　**3分**

かかった時間	分　　秒
解いた日	月　　日

ヒント…サイコロは向かい合う面の和が7になっています。

❶

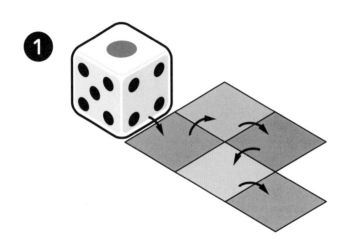

❷

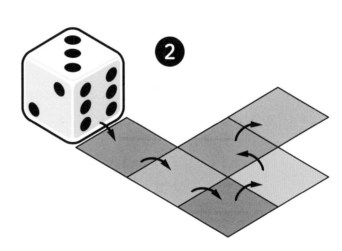

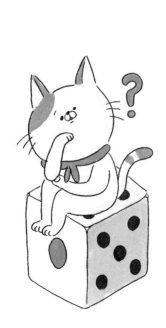

❶		❷	

▶ 注意力をきたえる

カウントクイズ

絵の数を種類ごとに数えて、下の問題に答えましょう。

▷答えは89ページ

かかった時間	分　秒
解いた日	月　日

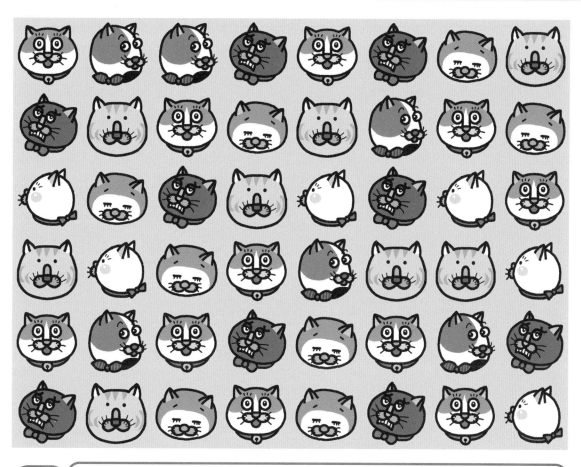

ねこの種類： シロ　ブチ　ハチワレ　クロ　トラ　ヅラ

❶ 一番数が多いのは誰？　　❷ ブチ と同じ数なのは誰？

❸ ハチワレ 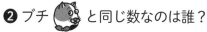 の数からクロ の数を引くといくつ？

❹ トラ の数とヅラ の数を足すといくつ？

❺ シロ より3つ数が多いのは誰？

❶	❷	❸	❹	❺

まちがいさがし

上と下の写真で、5つ違うところを見つけましょう。

▷答えは90ページ

かかった時間	分　秒
解いた日	月　日

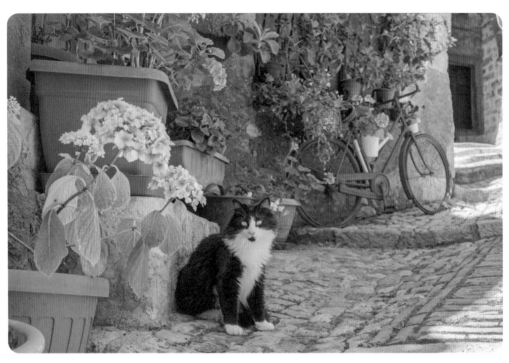

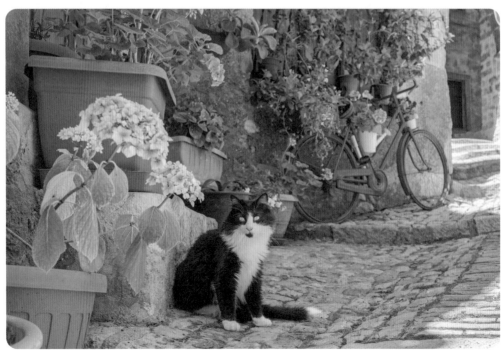

中級 30

▶ 空間認知力をきたえる　　　⧗ 目標時間　**2分**

まちがいさがし

上と下の写真で、5つ違うところを見つけましょう。

▷答えは90ページ

かかった時間	分　秒
解いた日	月　日

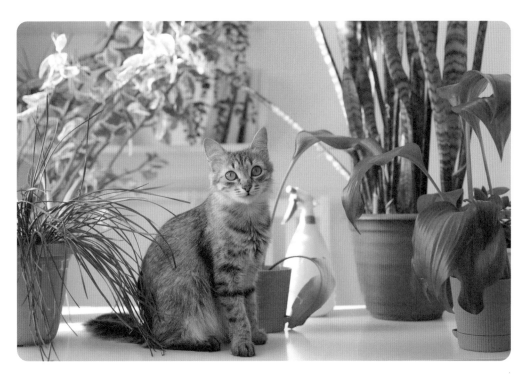

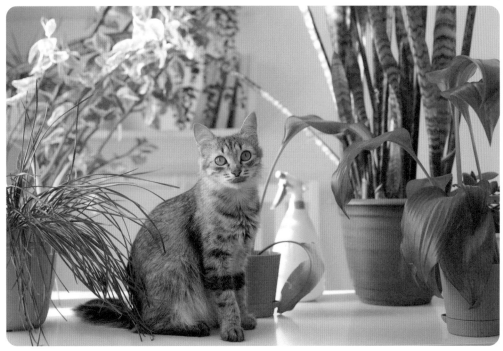

▶ ワーキングメモリをきたえる

⏳ 目標時間 **2分**

ことわざめいろ

スタートから「ね→こ→の→て→も→か→り→た→い」の順にくり返してゴールまで行きましょう。すべてのマスを通らなくてもOKです。ナナメには進めず、同じマスは1回しか通れません。 ▷答えは90ページ

かかった時間	分	秒
解いた日	月	日

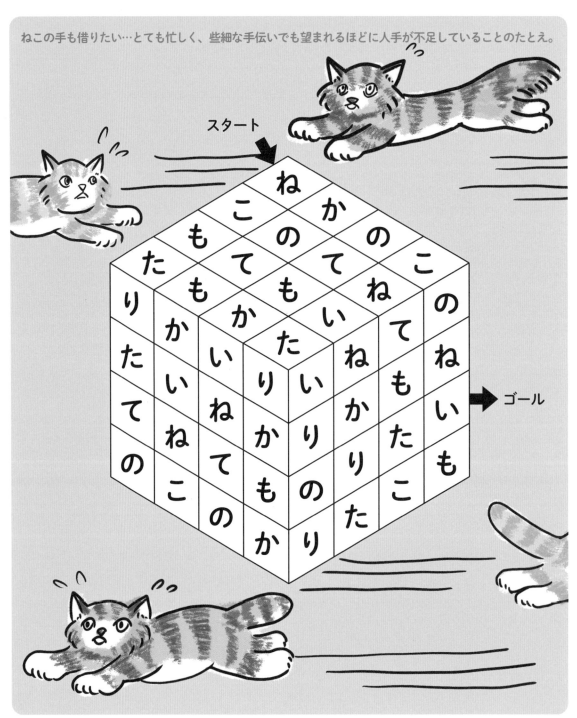

ねこの手も借りたい…とても忙しく、些細な手伝いでも望まれるほどに人手が不足していることのたとえ。

スタート

ゴール

▶ 推論力をきたえる

重さ比べ

⏳ 目標時間　**2分**

まる、ちび、つきみ、さくら、みかんの5匹が天秤で重さ比べをしています。2番目に重いのは誰でしょう？ ▷答えは90ページ

かかった時間	分　秒
解いた日	月　日

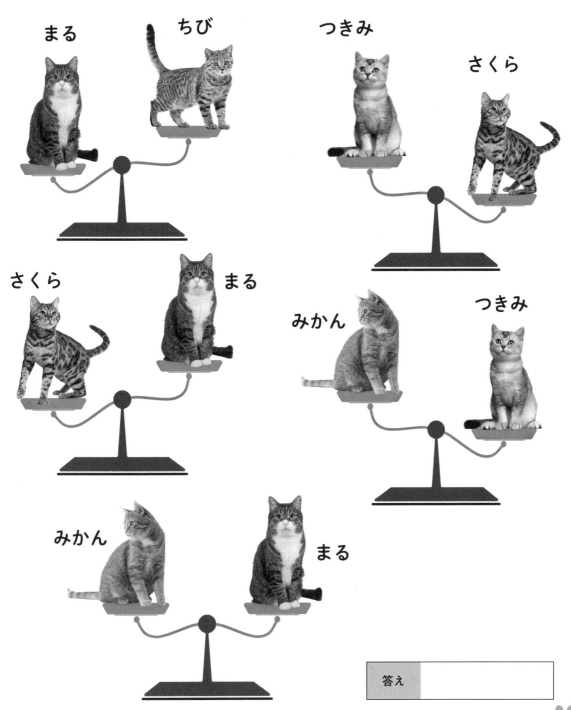

答え	

▶ 計算力をきたえる

画数めいろ

大好きな箱を見つけたねこがいます。「箱」と同じ画数の漢字をたどって、ねこが入った箱を当てましょう。 ▷答えは90ページ

かかった時間	分	秒
解いた日	月	日

⏳ 目標時間 **4分**

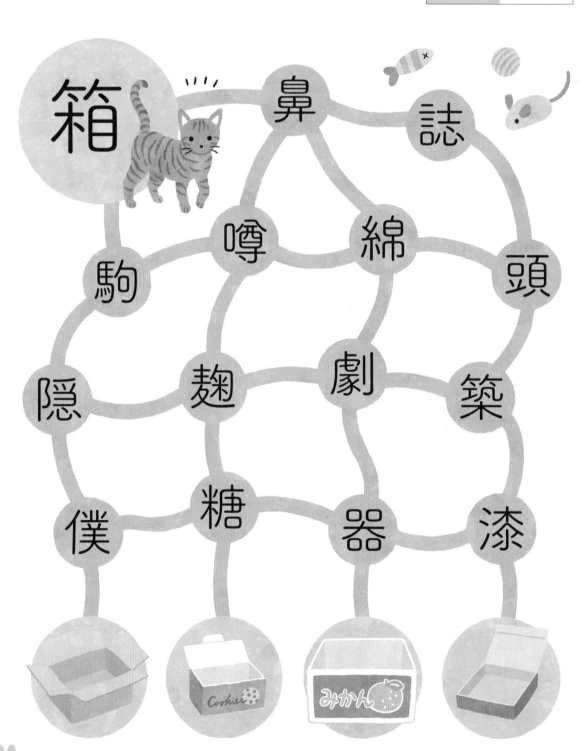

違う絵さがし

並んでいる絵の中に、1つだけ違うものがあります。見つけて○をつけましょう。　▷答えは90ページ

かかった時間	分	秒
解いた日	月	日

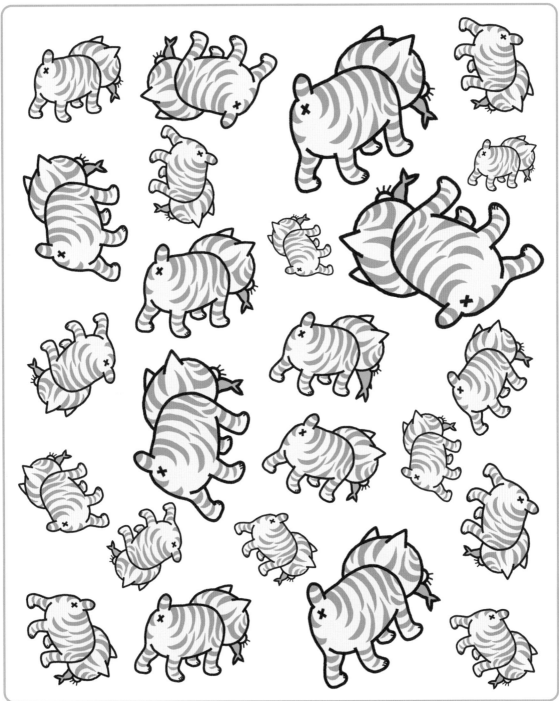

▶ 想像力をきたえる

展開図はどれ？

組み立てると見本のようなキューブになる正しい展開図はどれでしょう？ ▷答えは90ページ

かかった時間 　分　秒

解いた日 　月　日

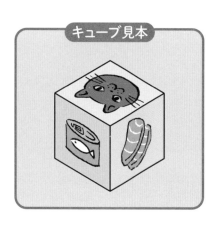

キューブ見本

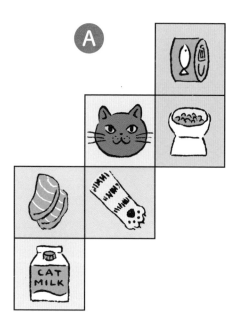

A

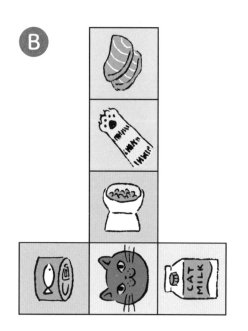

B

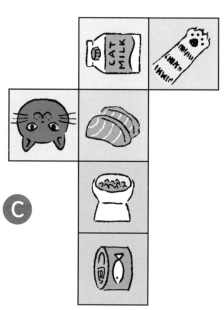

C

答え

▶ 想像力をきたえる

裏から見たのはどれ？

見本のように表裏で絵が違うカードを、右上のワク内のように並べました。裏側から見るとどうなっているでしょう？

▷答えは90ページ

⧖目標時間　**3分**

かかった時間	分	秒
解いた日	月	日

カード見本

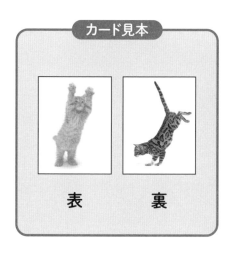

表　　　　裏

これを裏側から見ると…

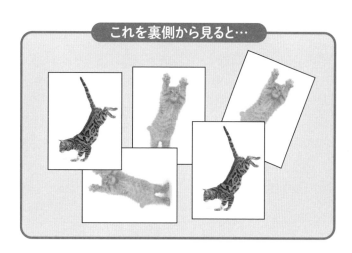

A
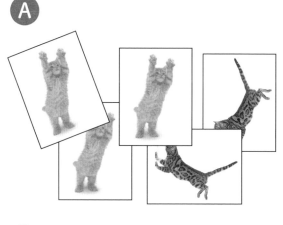

B
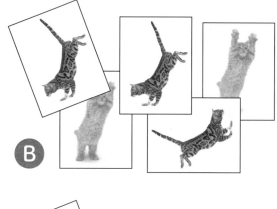

C
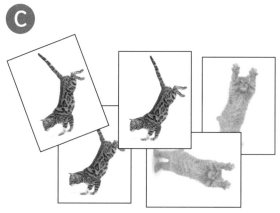

D
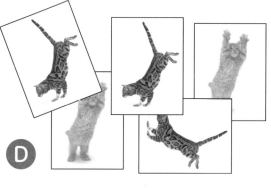

答え	

▶ ワーキングメモリをきたえる

⏳ 目標時間　**2分**

順番めいろ

スタートから見本と同じ順に5つの絵をたどってゴールまで行きましょう。ナナメには進めず、同じマスは1回しか通れません。

▷答えは91ページ

かかった時間	分　　秒
解いた日	月　　日

（順番見本）

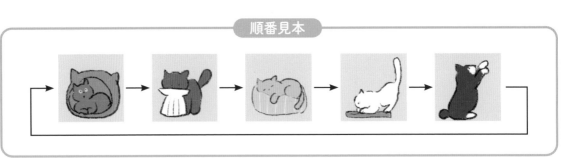

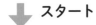 スタート

 ゴール

▶ 空間認知力をきたえる

シルエットクイズ

⏳ 目標時間 **1**分

シルエットになったねこは🅐〜🅘のどれでしょう？

▷答えは91ページ

かかった時間	分 秒
解いた日	月 日

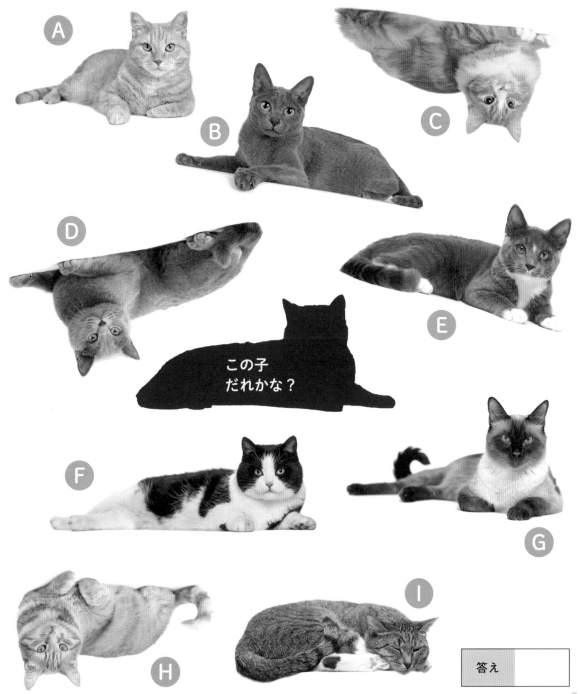

この子
だれかな？

答え	

▶ 計算力をきたえる

イラスト逆計算

数字の1〜5を5種類の絵に置き換えて計算式をつくりました。
それぞれの絵に当てはまる数字を答えましょう。

▷答えは91ページ

（計算式）

パソコン ＋ スマホ ＋ 本 ＝ 8

＋ ＋ ＋

帽子 ＋ 帽子 ＋ がま口 ＝ 9

＋ ＋ ＋

スマホ ＋ 帽子 ＋ パソコン ＝ 9

＝ ＝ ＝

9　　7　　10

答え

 [　] [　] [　]

 [　] [　]

▶ 調整力をきたえる

⏳ 目標時間　**2分**

線つなぎめいろ

寝ているねこたちを避けながらロボット掃除機がゴールまでたどり着けるよう、ルールに従ってスタートからゴールまでの一本道をつくりましょう。 ▷答えは91ページ

かかった時間	分　　秒
解いた日	月　　日

◉ルール
①ねこのいるマスは通れません。
②ねこのいないすべてのマスを通らなければなりません。
③同じマスは1回しか通れません。
④進める方向はタテとヨコだけで、ナナメには進めません。

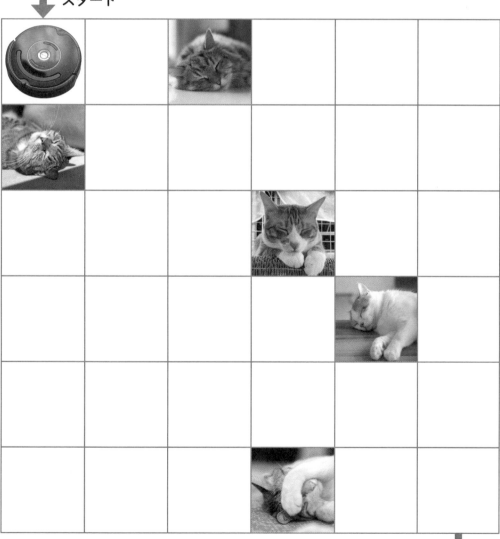

スタート

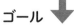
ゴール

中級 41

▶ 論理力をきたえる

入れ替わりクイズ

キャットタワーにねこが並んでいます。次の❶～❻の順に入れ替わったあと、一番高い場所にいるのは誰でしょう？

▷答えは91ページ

目標時間	**2**分

かかった時間	分　秒
解いた日	月　日

入れ替わった順番

❶ ひじきとばろんが入れ替わった。

❷ 縁とキャンディが入れ替わった。

❸ みたらしとみぃなが入れ替わった。

❹ キャンディとひじきが入れ替わった。

❺ ばろんと縁が入れ替わった。

❻ キャンディとひじきが入れ替わった。

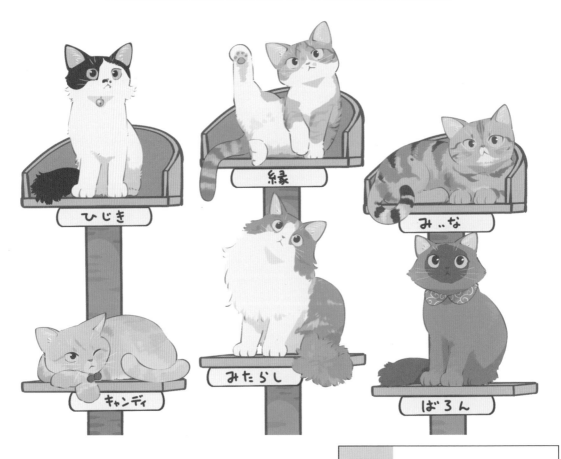

答え	

▶ 論理力をきたえる

⏳ 目標時間 **2分**

余るピースはどれ?

Ⓐ~Ⓕのピースを組み合わせてお題の形をつくるとき、余るピースはどれでしょう。ピースは回転させて使えますが、裏返しにはできません。 ▷答えは91ページ

かかった時間	分	秒
解いた日	月	日

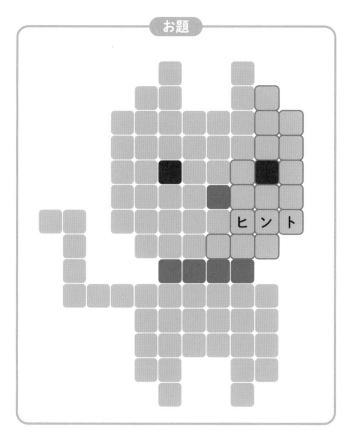

お題

ヒント

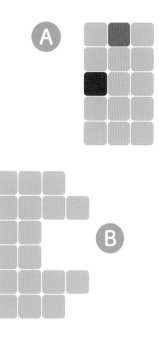

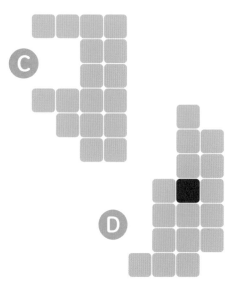

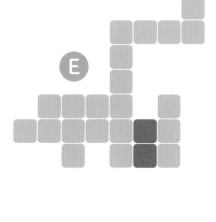

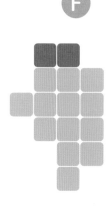

答え	

▶ 調整力をきたえる

なぞり絵

ねこのなぞり絵です。鉛筆やボールペン、色鉛筆など好みの筆記具で下絵をなぞりましょう。線をなぞっていくだけで、かわいいねこが描けます。

かかった時間		分	秒
解いた日		月	日

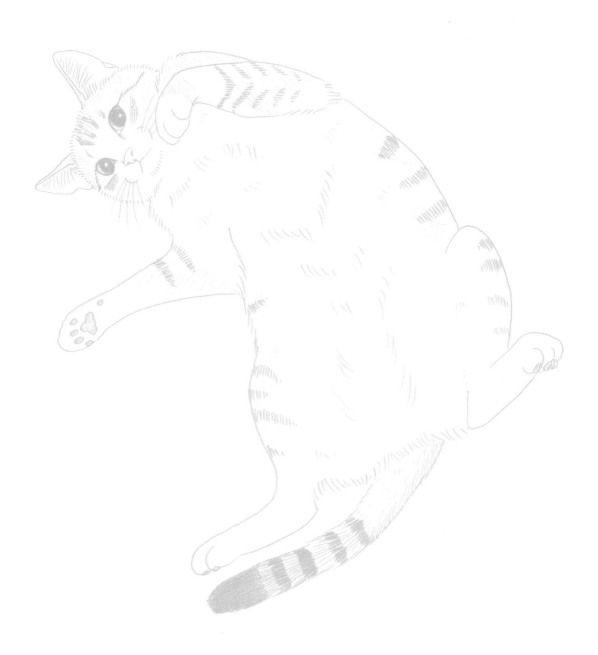

Point 床にコロンと転がるねこの柔らかい体を表現するために、曲線を意識しながら輪郭を丁寧になぞりましょう。

▶ 推論力をきたえる

もう1つはどれ?

左のワク内のねこたちを右の○ともう1つのグループに分けました。もう1つのグループで正しいのは🅐〜🅒のどれでしょう?

▷答えは91ページ

⏳ 目標時間 **1** 分

かかった時間	分 秒
解いた日	月 日

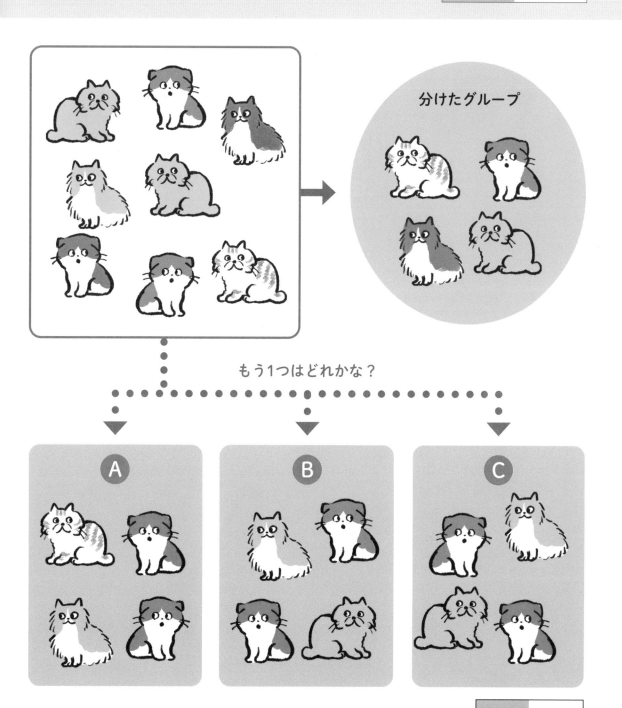

答え

にゃんこ計算

ワクの中のねこたちがそれぞれ何匹いるか数え、その数で右ページの計算問題を解きましょう。　▷答えは91ページ

かかった時間	分　　秒
解いた日	月　　日

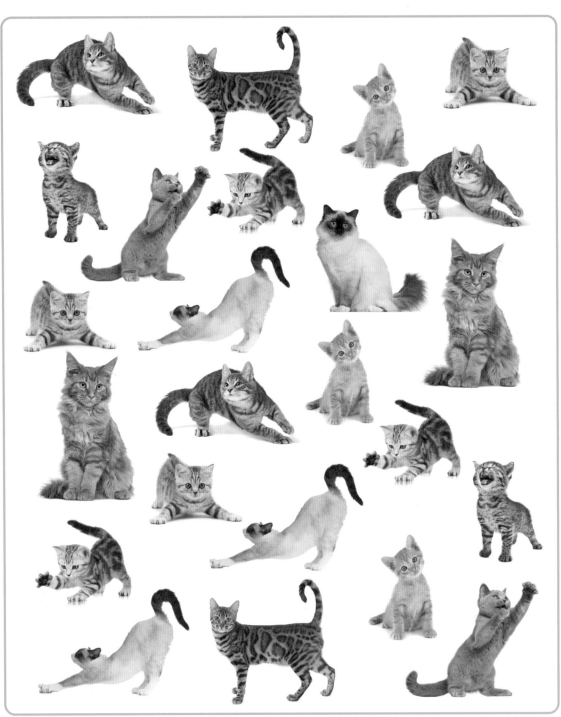

1 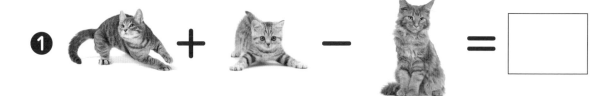 + ⬛ − ⬛ = ☐

2 ⬛ + ⬛ × ⬛ = ☐

3 ⬛ × ⬛ ÷ ⬛ = ☐

4 ⬛ + ⬛ − ⬛ = ☐

5 ⬛ × ⬛ − ⬛ = ☐

6 ⬛ + ⬛ × ⬛ = ☐

▶ ワーキングメモリをきたえる　　⌛ 目標時間　**3 分**

にゃんこつなぎ

同じねこを線でつなぎましょう。線はすべてのマスを通らなければなりません。同じマスは1回しか通れず、ナナメには進めません。

▷答えは91ページ

かかった時間	分　　秒
解いた日	月　　日

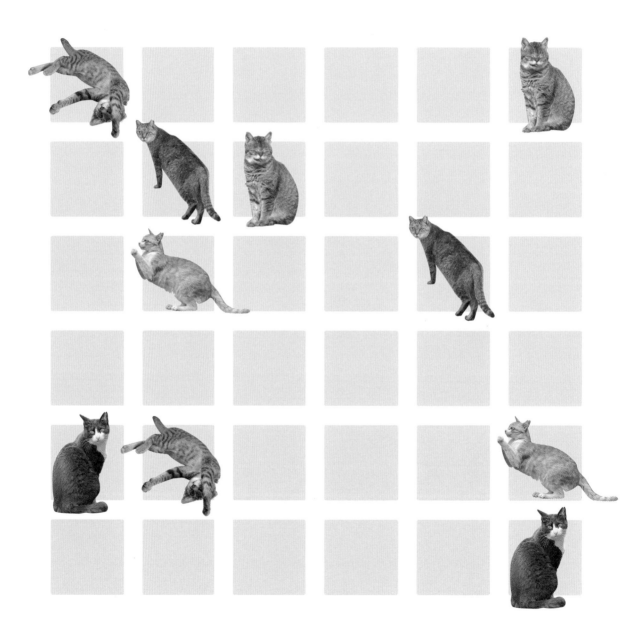

▶ ひらめき力をきたえる

 ⏳ 目標時間 **2**分

バラバラ漢字

バラバラになったパーツを組み合わせて、四字熟語をつくりましょう。 ▷答えは92ページ

かかった時間	分　秒
解いた日	月　日

ヒント…力のあるものが機会をじっくりとうかがっている様子。

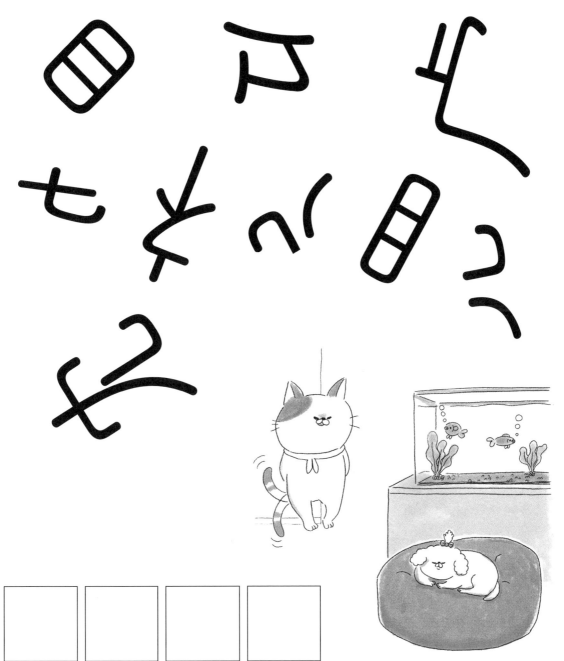

にゃんプレ

ナンバープレイス（ナンプレ）です。ルールに従ってすべてのマス
を埋めてパズルを完成させましょう。 ▷答えは92ページ

かかった時間	分 秒
解いた日	月 日

ルール… ○タテの列とヨコの列の9マスには、1〜9の数字が1つずつ入ります。
○太ワクで囲まれた3×3のブロックにも、1〜9の数字が1つずつ入ります。

	2						9	
		4					8	
1		3		5			7	
4			2	1			6	
	6	7	3				5	
2					7		4	
7			1	2	6		3	
6		5		7			2	4
	8		4	5			1	6

▶ 言語力をきたえる

⏳ 目標時間 **1**分

ひらがな並べ替え

ねこが隠しているひらがなを読み取り、並べ替えて意味のある言葉をつくりましょう。 ▷答えは92ページ

かかった時間	分　　秒
解いた日	月　　日

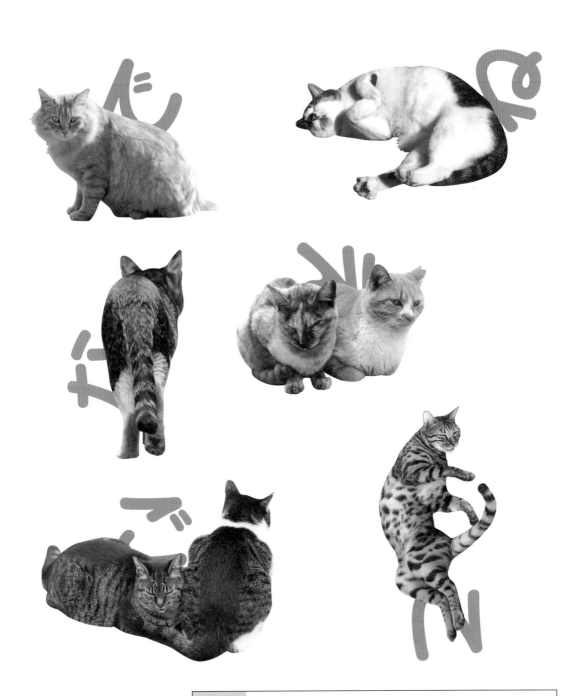

答え	

▶ 調整力をきたえる

にゃんこめいろ

スタートから入ってゴールを目指しましょう。　▷答えは92ページ

⌛ 目標時間　**3分**

かかった時間	分　秒
解いた日	月　日

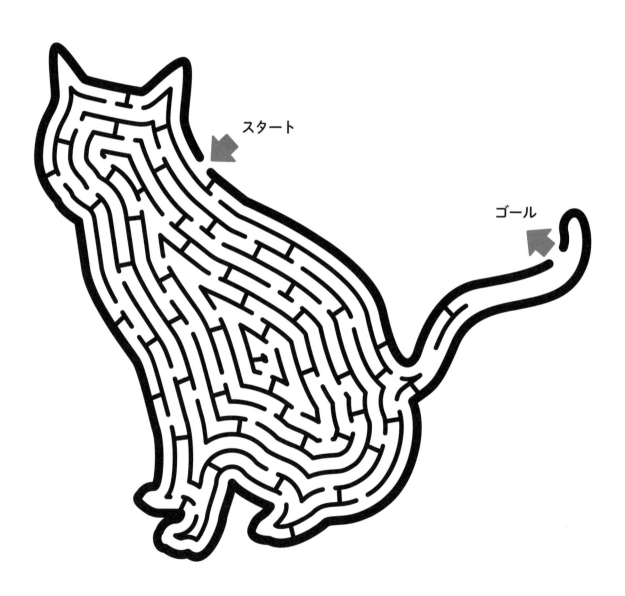

スタート

ゴール

▶ 推論力をきたえる

⏳ 目標時間　**1**分

言葉つなぎ

「ね」からスタートして「ねこをかぶる」の順に線でつなぎましょう。
線はすべてのマスを通らなければなりません。同じマスは1回し
か通れず、ナナメには進めません。 ▷答えは92ページ

かかった時間	分　秒
解いた日	月　日

ねこをかぶる…本性を隠しておとなしそうに見せること。

		ね	ぶ	
	を			
こ				る
				か

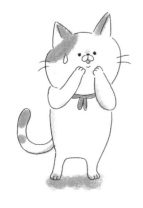

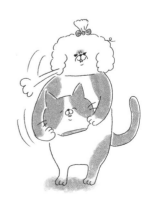

中級 52

▶ 空間認知力をきたえる

ジグソーパズル

⏳ 目標時間 **2分**

写真の抜けているところにハマるピースを下から選んで、パズル
を完成させましょう。 ▷答えは92ページ

かかった時間	分 秒
解いた日	月 日

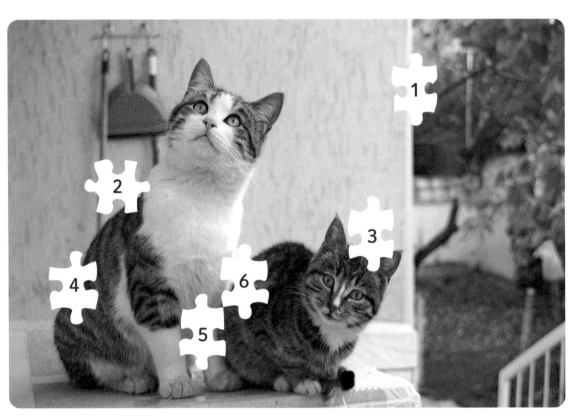

残っているピース

1	2	3	4	5	6

58

▶ 巧緻性をきたえる

目標時間 **2分**

手指の体操

声を出しながらテンポよく、指を動かす体操をしましょう。間違えたところはやり直し、目標時間内にスムーズにできるようになるまで挑戦しましょう。

かかった時間	分 秒
解いた日	月 日

「わがはいはねこである」と言いながら、写真の通りに両手の指を動かしましょう。片手はパーで、左右交互に出す指の数が増減します。

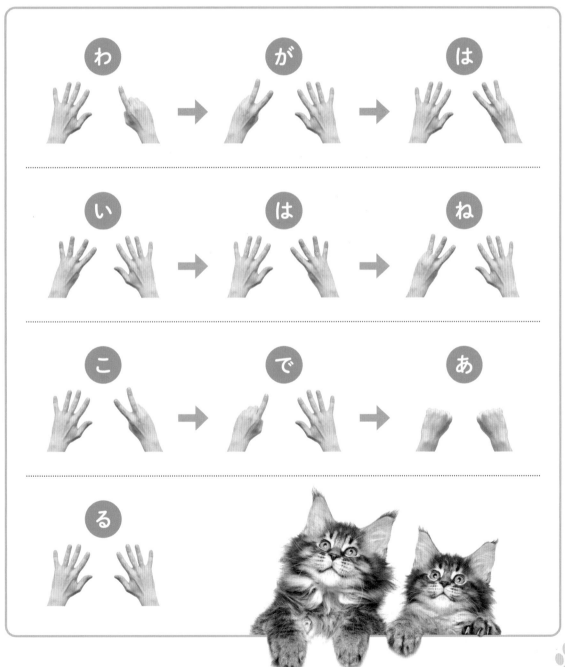

▶ 推理力をきたえる

⏳ 目標時間　**2分**

サイコロ転がし

サイコロを矢印の順に転がしたとき、最後に上になっている目は
なんでしょう？ ▷答えは93ページ

かかった時間	分　　秒
解いた日	月　　日

ヒント…サイコロは向かい合う面の和が7になっています。

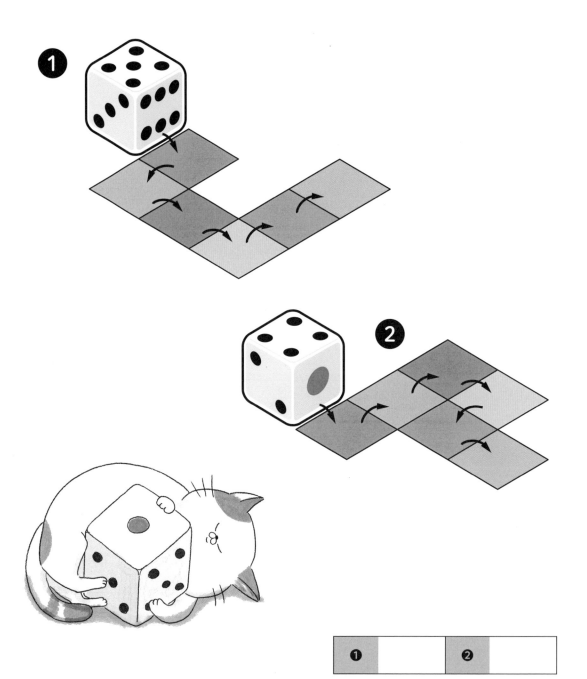

❶		❷	

▶ 注意力をきたえる

カウントクイズ

⏳ 目標時間 **2分**

ワクの中の絵の数を種類ごとに数えて、下の問題に答えましょう。

▷答えは93ページ

かかった時間	分　秒
解いた日	月　日

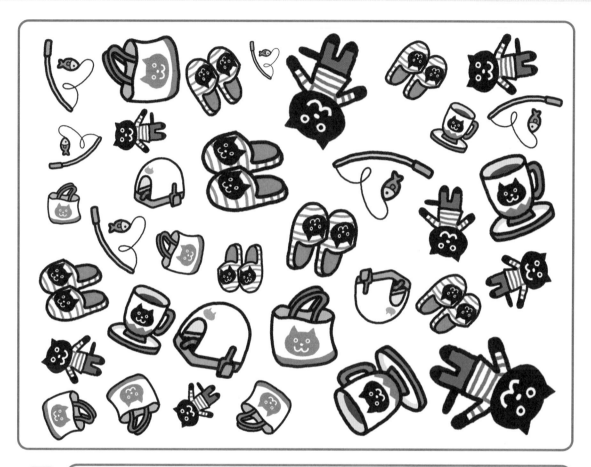

絵の種類　ぬいぐるみ 　スリッパ　バッグ　カップ　ねこじゃらし　ねこトイレ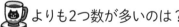

❶ バッグ の数と同じ数なのはなに？　　❷ カップ よりも2つ数が多いのは？

❸ 数がぬいぐるみ の半分未満なのはなに？

❹ ねこじゃらし とねこトイレ の数を足すといくつ？

❺ ぬいぐるみ の数からスリッパ 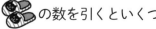 の数を引くといくつ？

❶	❷	❸	❹	❺

▸ 空間認知力をきたえる

まちがいさがし

⏳ 目標時間　**2分**

上と下の写真で、5つ違うところを見つけましょう。

▷答えは93ページ

かかった時間	分　　秒
解いた日	月　　日

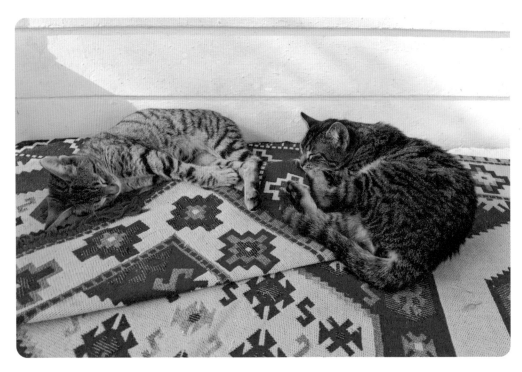

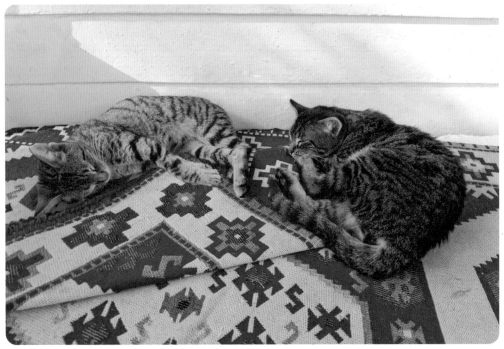

▶ 空間認知力をきたえる

まちがいさがし

上と下の写真で、5つ違うところを見つけましょう。
▷答えは93ページ

かかった時間	分　秒
解いた日	月　日

⏳ 目標時間　**2分**

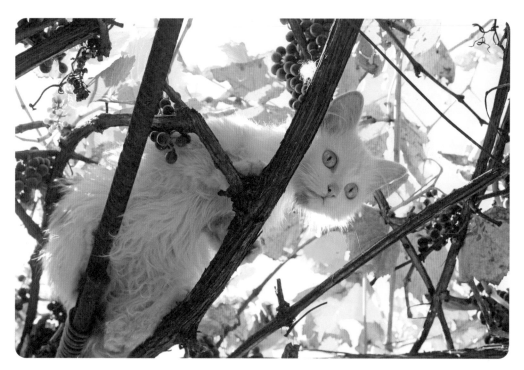

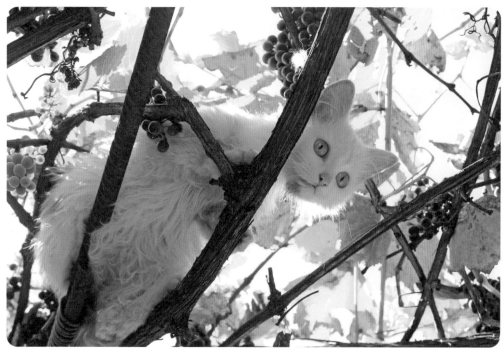

上級 58

▶ ワーキングメモリをきたえる　　　　　⧖ 目標時間　**3**分

ことわざめいろ

スタートから「ね→こ→に→ま→た→た→び」の順にくり返してゴールまで行きましょう。すべてのマスを通らなくてもOKです。ナナメには進めず、同じマスは1回しか通れません。　▷答えは93ページ

かかった時間	分　　　秒
解いた日	月　　　日

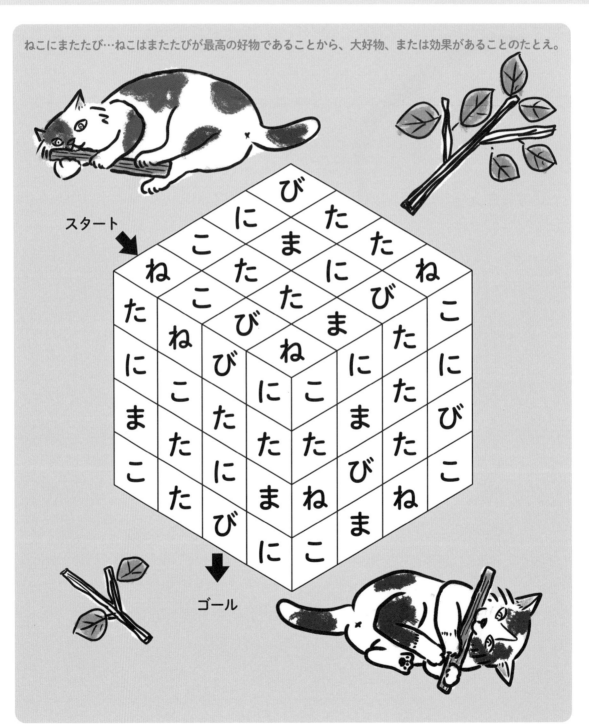

ねこにまたたび…ねこはまたたびが最高の好物であることから、大好物、または効果があることのたとえ。

スタート

ゴール

重さ比べ

ハナ、ヤマト、マロン、チョコ、マール、ルナの6匹がシーソーで重さ比べをしています。ルナより軽くて、ハナより重いのは誰でしょう？ ▷答えは93ページ

かかった時間	分 秒
解いた日	月 日

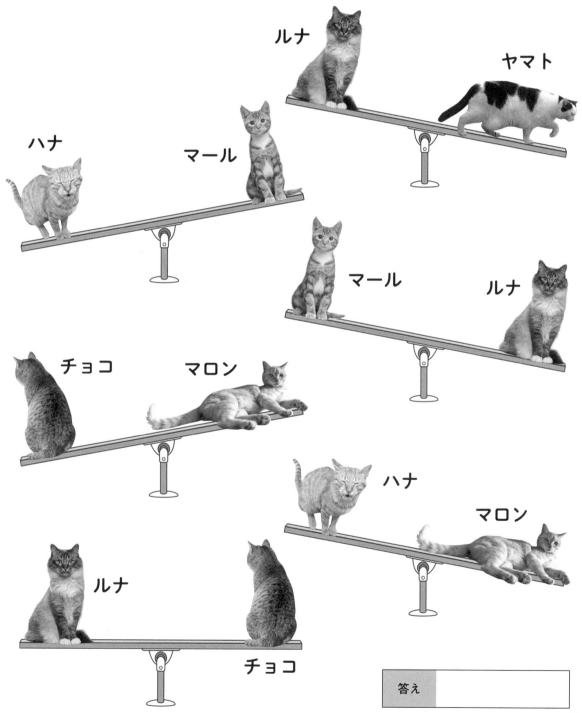

答え [　　　　　　　　　　　　　]

▶ 計算力をきたえる

⏳ 目標時間　**4分**

画数めいろ

ねこがおすし屋さんにやってきました。「鮨」と同じ画数の漢字を
たどって、ねこが食べたいおすしを当てましょう。

▷答えは93ページ

かかった時間	分　　秒
解いた日	月　　日

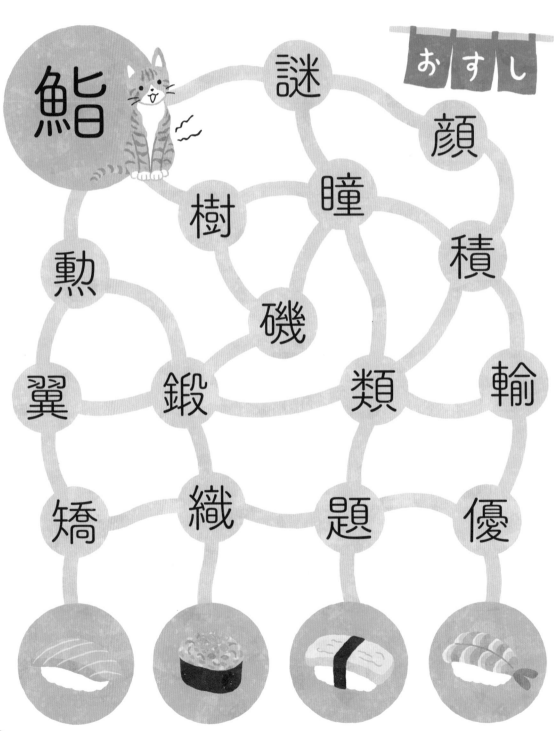

▶ 空間認知力をきたえる

違う絵さがし

⧖ 目標時間 **2分**

並んでいる絵の中に、1つだけ違うものがあります。見つけて○
をつけましょう。 ▷答えは94ページ

かかった時間	分 秒
解いた日	月 日

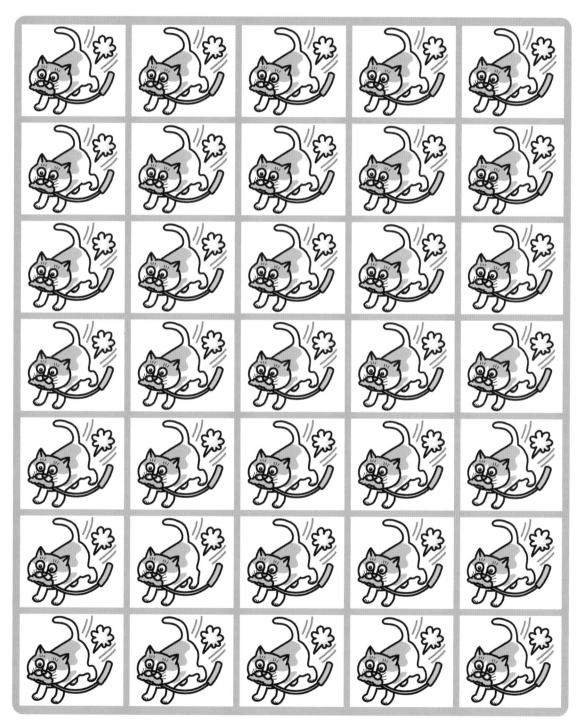

▶ 想像力をきたえる

展開図はどれ？

組み立てると見本のようなキューブになる、正しい展開図はどれ
でしょう？ ▷答えは94ページ

かかった時間	分　　秒
解いた日	月　　日

キューブ見本

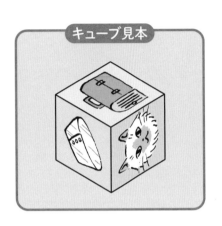

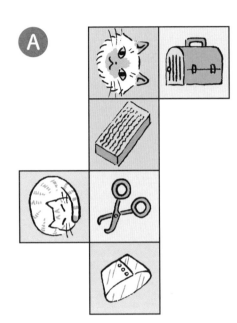

A

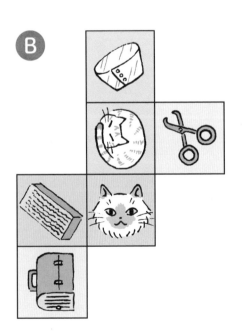

B

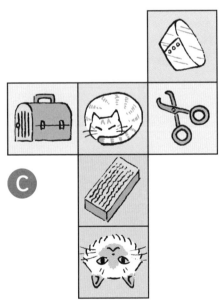

C

答え	

▶ 想像力をきたえる

裏から見たのはどれ？

見本のように表裏で絵が違うカードを、右上のワク内のように並べました。裏側から見るとどうなっているでしょう？

▷答えは94ページ

かかった時間	分	秒
解いた日	月	日

カード見本

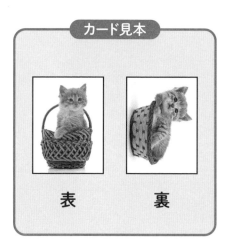

表　　　裏

これを裏側から見ると…

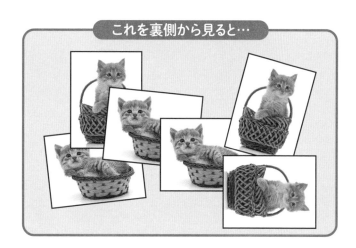

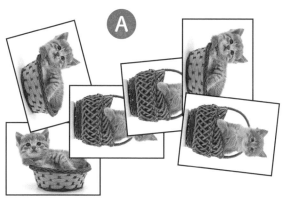

A

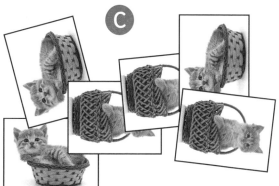

C

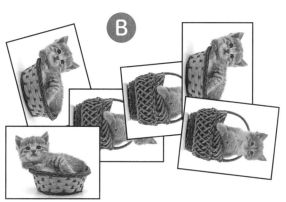

B

答え	

▶ ワーキングメモリをきたえる

順番めいろ

スタートから見本と同じ順に5つの絵をたどってゴールまで行きましょう。ナナメには進めず、同じマスは1回しか通れません。

▷答えは94ページ

かかった時間	分 秒
解いた日	月 日

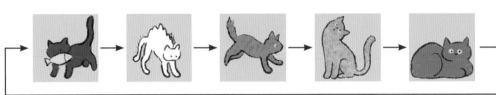

↓ スタート

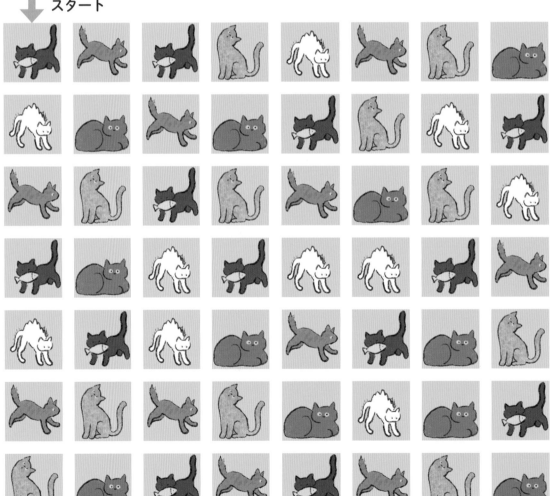

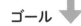

シルエットクイズ

シルエットになったねこは🅐〜🄺のどれでしょう？

▷答えは94ページ

かかった時間	分　　秒
解いた日	月　　日

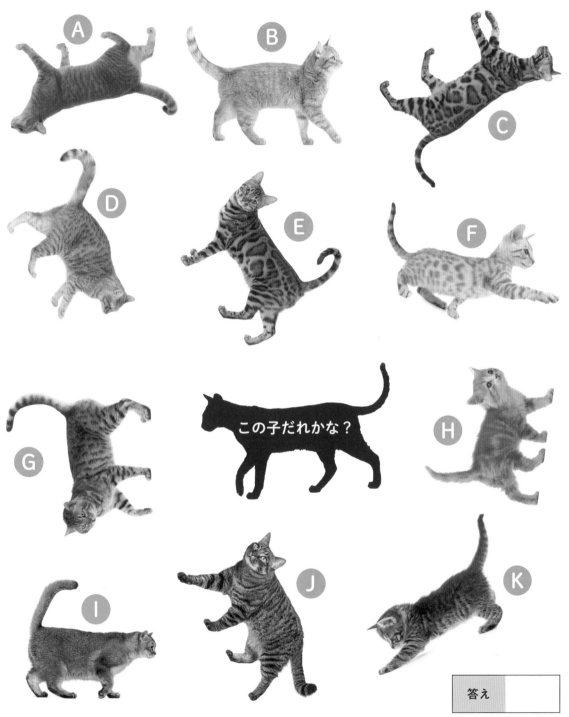

答え

▶ 計算力をきたえる

イラスト逆計算

数字の1〜6を6種類の絵に置き換えて計算式をつくりました。
それぞれの絵に当てはまる数字を答えましょう。

▷答えは94ページ

かかった時間	分	秒
解いた日	月	日

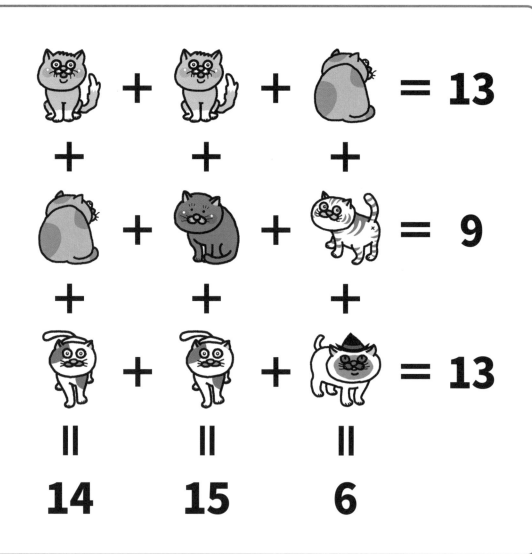

答え

 ☐ ☐ ☐

 ☐ ☐ ☐

 ☐ ☐ ☐ ☐ ☐ ☐

▶ 調整力をきたえる

⏳ 目標時間　1分

線つなぎめいろ

カラスを避けながら、ルールに従ってスタートからゴールまでの
一本道をつくりましょう。　▷答えは94ページ

かかった時間	分　秒
解いた日	月　日

◉ルール
①カラスのいるマスは通れません。
②カラスのいないすべてのマスを通らなければなりません。
③同じマスは1回しか通れません。
④進める方向はタテとヨコだけで、ナナメには進めません。

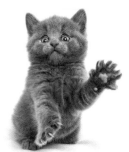

⬇ スタート

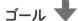
ゴール ⬇

▶ 論理力をきたえる

⏳ 目標時間 **1**分

入れ替わりクイズ

鍋にねこたちが入っています。次の❶～❺の順に入れ替わったあと、最後にくるみの右回りの隣にいるのは誰でしょう？

▷答えは94ページ

かかった時間	分　秒
解いた日	月　日

入れ替わった順番

❶ シエルとじょりーんが入れ替わった。

❷ LEOとぶちゃが入れ替わった。

❸ くるみとじょりーんが入れ替わった。

❹ ぶちゃとハンサムが入れ替わった。

❺ シエルとくるみが入れ替わった。

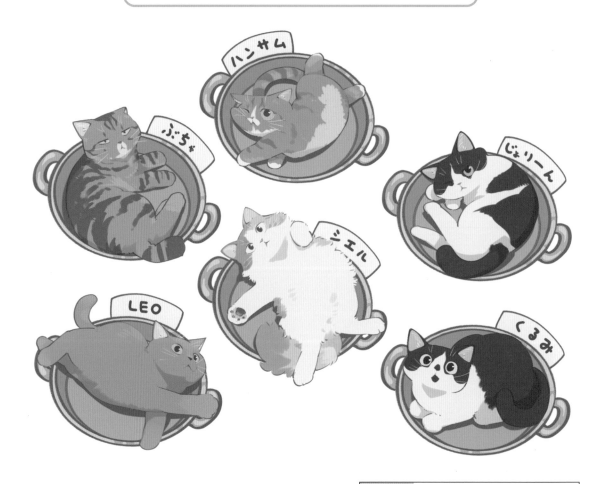

答え	

▶ 言語力をきたえる

⧗ 目標時間 **1** 分

ひらがな並べ替え

ねこが隠しているひらがなを読み取り、並べ替えて意味のある言葉をつくりましょう。ひらがなはすべて鏡文字になっています。

▷答えは94ページ

かかった時間	分 秒
解いた日	月 日

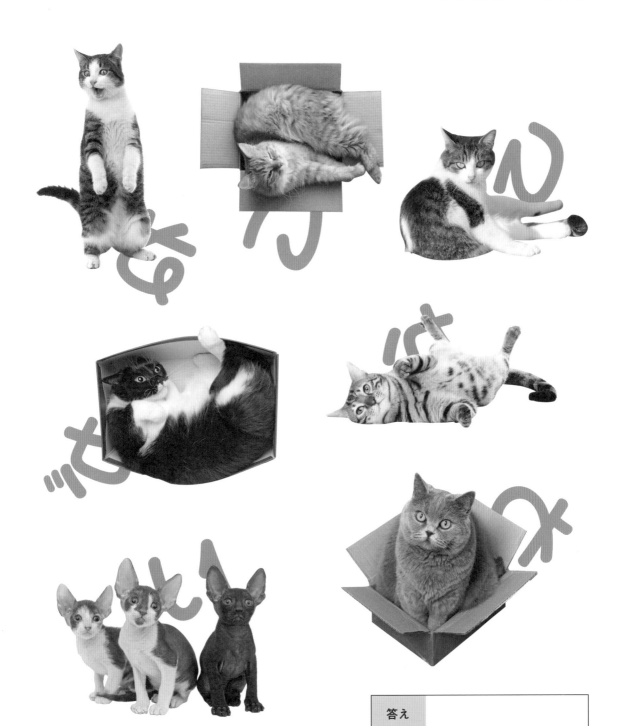

答え	

上級 70

▶ 調整力をきたえる

なぞり絵

ねこのなぞり絵です。三毛猫の毛色の違いを線の細かさで表現するなぞり方に挑戦しましょう。輪郭だけ鉛筆やボールペンでなぞり、色鉛筆などで色を塗ってみてもよいでしょう。

かかった時間	分	秒
解いた日	月	日

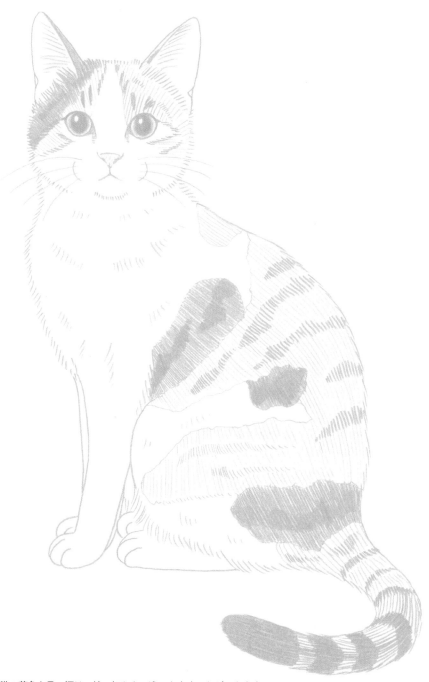

Point　三毛猫の茶色と黒の柄は、線の細かさで違いを出すことができます。
　　　　薄い部分は線の間隔を広く、黒い部分は間隔を狭くしたり塗りつぶして色の濃さを意識してみましょう。

上級 71

▶ 推理力をきたえる

⏳ 目標時間　**2分**

サイコロ転がし

サイコロを矢印の順に転がしたとき、最後に上になっている目は
なんでしょう？　▷答えは94ページ

かかった時間	分　秒
解いた日	月　日

ヒント…サイコロは向かい合う面の和が7になっています。

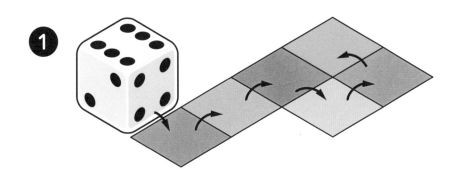

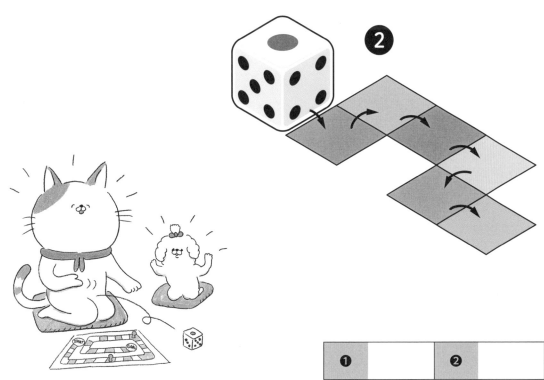

❶		❷	

▶ ワーキングメモリをきたえる   ⌛ 目標時間 **3**分

上級 **72**

にゃんこつなぎ

同じねこを線でつなぎましょう。線はすべてのマスを通らなけれ
ばなりません。同じマスは1回しか通れず、ナナメには進めません。

▷答えは95ページ

かかった時間	分 秒
解いた日	月 日

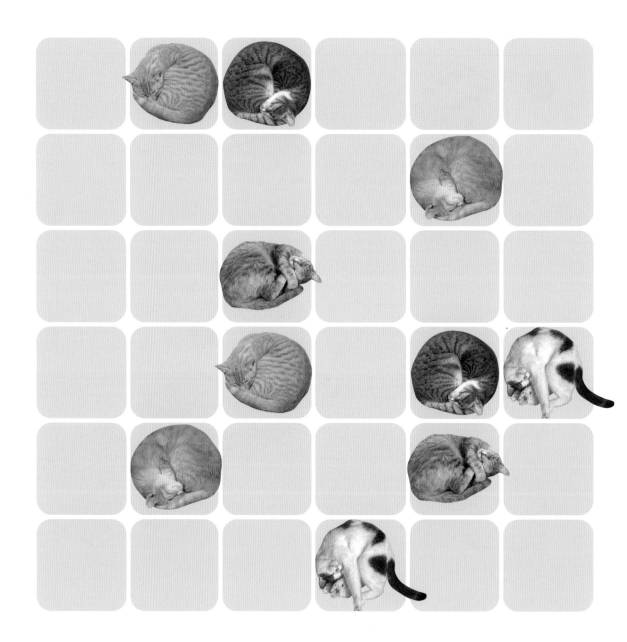

▶ 記憶力をきたえる　　　　　　　　　　⌛ 目標時間　**1**分

記憶力クイズ

下の2枚の写真を1分間よく見て覚え、次のページの質問に目標
時間内に答えましょう。　▷答えは95ページ

かかった時間	分　秒
解いた日	月　日

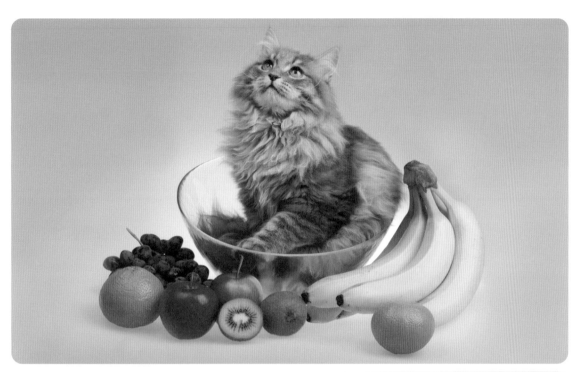

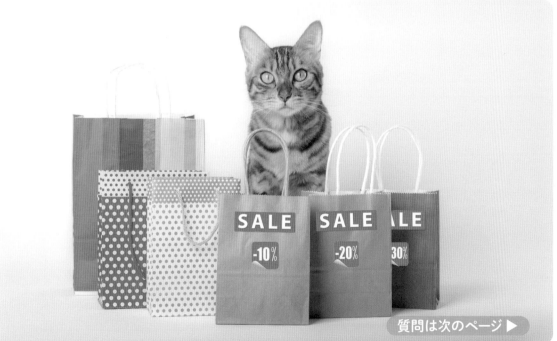

SALE -10%　SALE -20%　ALE 30%

質問は次のページ ▶

▶ 想像力をきたえる

⏳ 目標時間 **2分**

折り紙展開図

正方形の折り紙を図のように折っていき、右端の図のように切り込みを入れました。折り紙を開いたときの形は❶～❹のどれになるでしょう？ ▷答えは95ページ

かかった時間	分	秒
解いた日	月	日

折り方

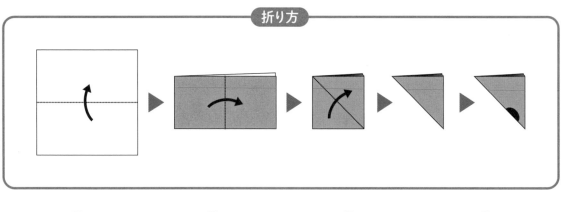

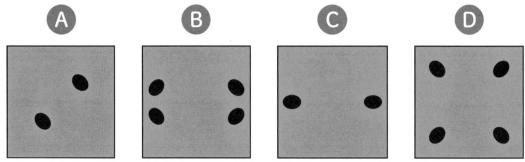

A   B   C   D

答え

前のページの質問

質問に答える前に上の問題に挑戦しましょう。写真は見ずに答えてください。

❶ 上の写真の果物はバナナ、オレンジ、リンゴとあと2つは何でしたか？ —— と

❷ 下の写真で灰色で無地の手提げ袋に書かれていた数字は何でしたか？

❸ 上の写真にオレンジは何個ありましたか？

❹ 下の写真で赤い水玉模様の手提げ袋の持ち手の色は何色でしたか？

▶ ひらめき力をきたえる

⏳ 目標時間　**2分**

バラバラ漢字

バラバラになったパーツを組み合わせて、4つの漢字をつくりましょう。　▷答えは95ページ

かかった時間	分　秒
解いた日	月　日

ヒント… 弱者でも追い詰められて必死になれば、予期していない力を出して
　　　　強者を倒すことがあるということのたとえ。

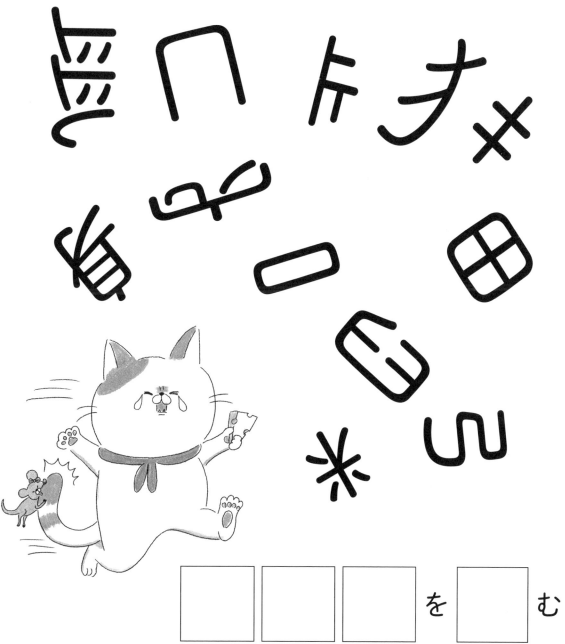

☐ ☐ ☐ を ☐ む

▶ 空間認知力をきたえる

ジグソーパズル

写真の抜けているところにハマるピースを下から選んで、パズルを完成させましょう。 ▷答えは95ページ

目標時間 **2分**

かかった時間	分	秒
解いた日	月	日

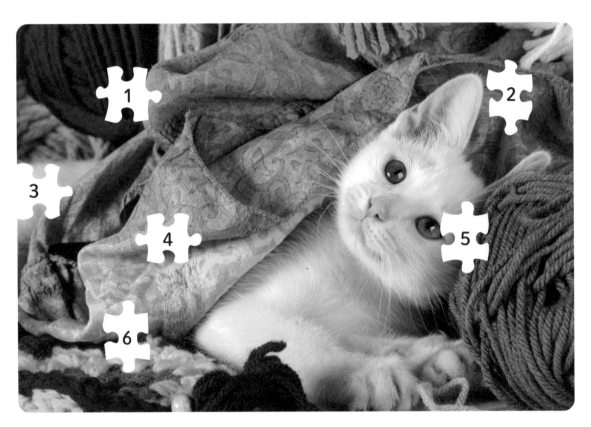

残っているピース

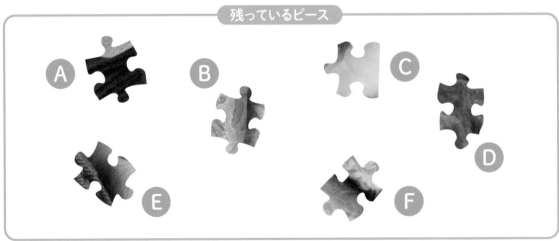

1		2		3		4		5		6	

▶ 切り替え力・抑制力をきたえる ⏳ 目標時間 **4分**

読み上げゲーム

次の指示の通りに、声に出してできるだけ速く読みましょう。間違えたところは正しく言い直し、目標時間内にスムーズに読むことができるようになるまで挑戦しましょう。

かかった時間	分 秒
解いた日	月 日

❶ 順番に、大きな図形は色を言い、小さな図形は形を言いましょう。

❷ 次に、大きな図形は形を言い、小さな図形は色を言いましょう。

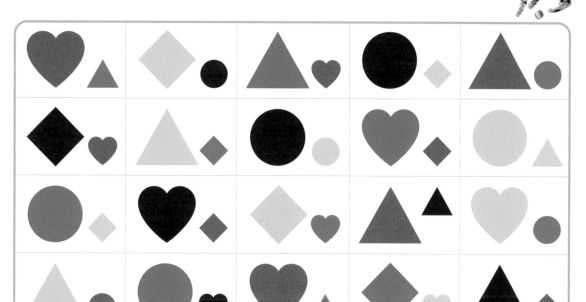

❸ 漢字は文字の色を言い、矢印は方向（上下左右）を言いましょう。

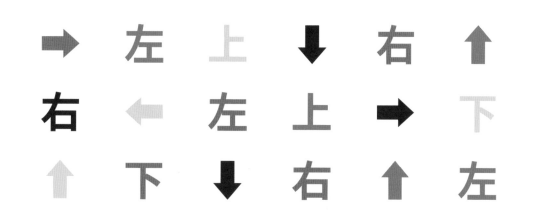

▶ 調整力をきたえる

にゃんこめいろ

スタートから入ってゴールを目指しましょう。 ▷答えは95ページ

目標時間	3分

かかった時間	分 秒
解いた日	月 日

スタート

ゴール

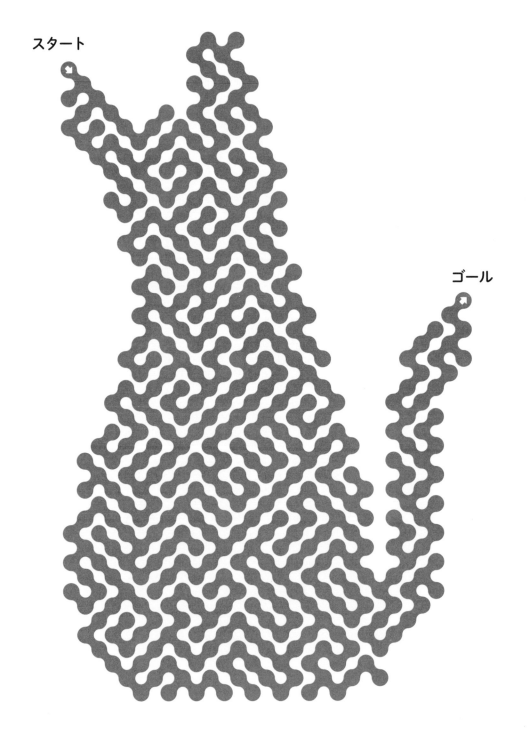

▶ 推論力をきたえる

言葉つなぎ

⏳ 目標時間　**2分**

「ね」からスタートして「ねこもしゃくしも」の順に線でつなぎましょう。線はすべてのマスを通らなければなりません。同じマスは1回しか通れず、ナナメには進めません。　▷答えは95ページ

かかった時間	分　秒
解いた日	月　日

ねこも杓子も…ねこの手が杓子に似ているところから「ねこの手でも何でも」の意。だれもかれも。

	や				
	ね			も	
		し		も	
	く		こ		
				し	

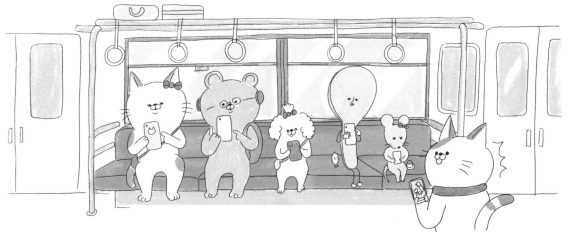

上級
80

▶ 空間認知力をきたえる

⧗ 目標時間 **2**分

組み合わせパズル

例のように、パーツを2つ組み合わせるとねこの形が4つつくれます。組み合わせを**Ⓐ**～**Ⓛ**から選んで答えましょう。

▷答えは95ページ

かかった時間	分	秒
解いた日	月	日

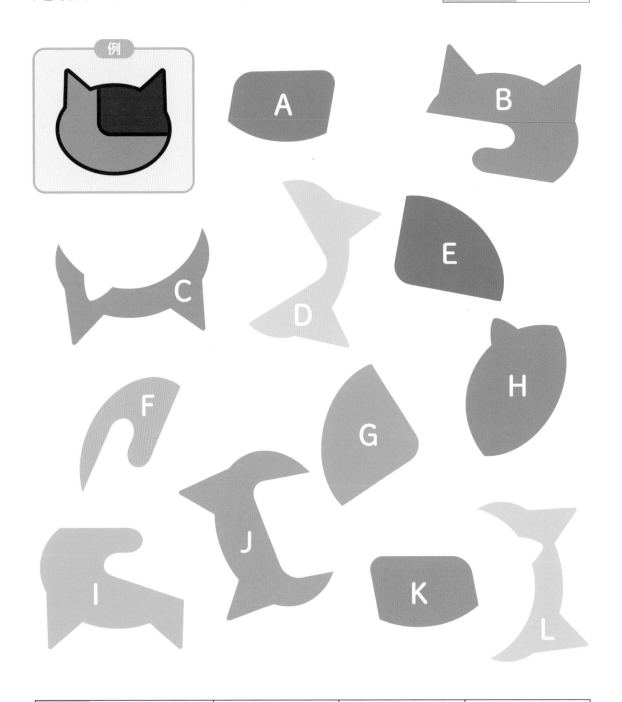

答え	と	と	と	と

答え

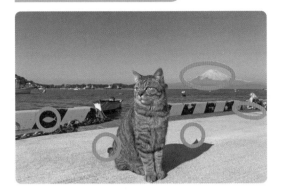

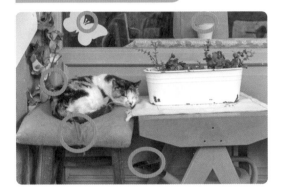

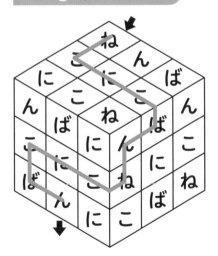

ベル

窓は11画

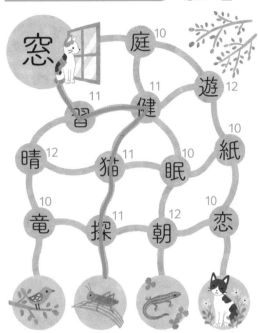

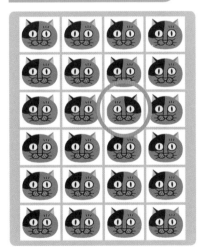

ブチの位置が違う

A

C

答え

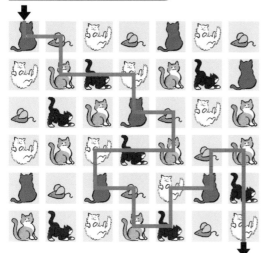

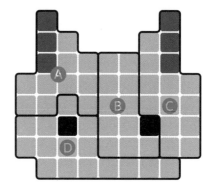

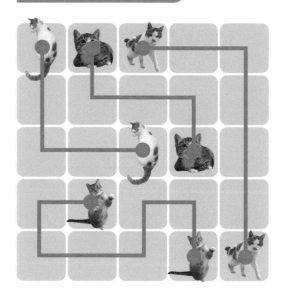

初級9 | 14ページ

初級10 | 15ページ   E

初級11 | 16ページ

 1   4

 3   2

初級12 | 17ページ

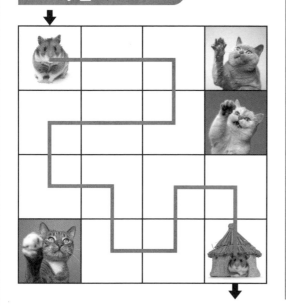

初級13 | 18ページ   ちろ

初級14 | 19ページ   E

初級16 | 21ページ   B

初級17 | 22ページ

初級18 | 23ページ

❶ 7匹　❷ 3匹　❸ 茶色（黄色）
❹ 0匹

初級 **19** | 24 ページ   C

初級 **20** | 25 ページ   鰹節（かつおぶし）

初級 **21** | 26 ページ

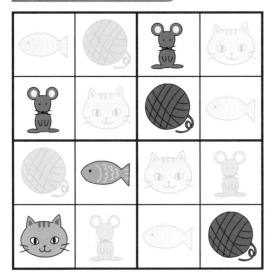

初級 **22** | 27 ページ

ねこじゃらし

初級 **23** | 28 ページ

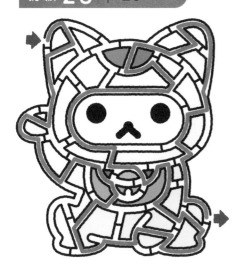

初級 **24** | 29 ページ

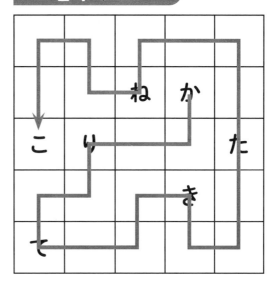

初級 **25** | 30 ページ

❶E ❷C ❸A ❹F
❺D ❻B

初級 **27** | 32 ページ

❶2 ❷1

初級 **28** | 33 ページ

❶ ハチワレ ❷ シロ ❸ 2
❹ 16 ❺ クロ

（種類ごとの数は、シロ＝6、ブチ＝6、ハチワレ＝11、クロ＝9、トラ＝8、ヅラ＝8）

答え

中級 29 | 34ページ

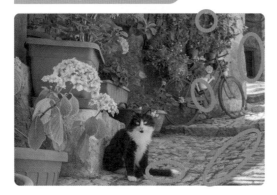

中級 30 | 35ページ

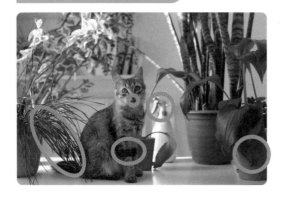

中級 31 | 36ページ

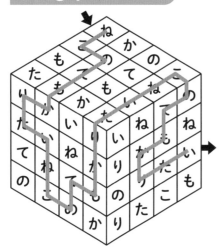

中級 32 | 37ページ つきみ

中級 33 | 38ページ

箱は15画

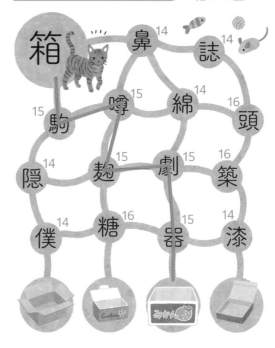

中級 34 | 39ページ

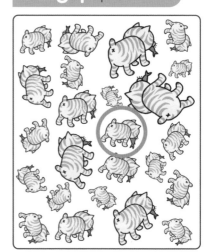

魚の大きさが違う

中級 35 | 40ページ B

中級 36 | 41ページ D

中級 **37** | 42 ページ

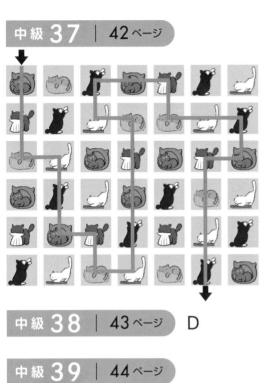

中級 **38** | 43 ページ   D

中級 **39** | 44 ページ

4　3　1
2　5

中級 **40** | 45 ページ

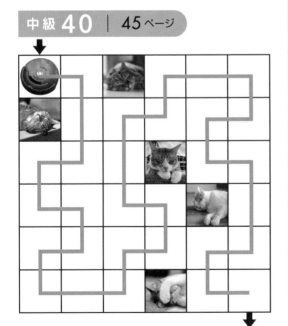

中級 **41** | 46 ページ

キャンディ

中級 **42** | 47 ページ   B

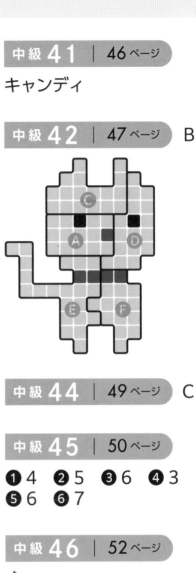

中級 **44** | 49 ページ   C

中級 **45** | 50 ページ

❶4　❷5　❸6　❹3
❺6　❻7

中級 **46** | 52 ページ

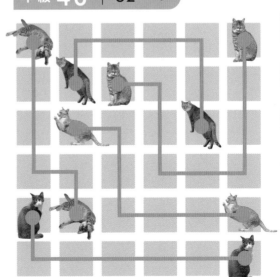

答え

中級 47 | 53ページ

こ し たんたん
虎視眈々

中級 48 | 54ページ

8	2	6	7	3	1	4	9	5
5	7	4	6	9	2	1	8	3
1	9	3	4	5	8	6	7	2
4	5	8	2	1	9	3	6	7
9	6	7	3	8	4	2	5	1
2	3	1	5	6	7	8	4	9
7	4	9	1	2	6	5	3	8
6	1	5	8	7	3	9	2	4
3	8	2	9	4	5	7	1	6

中級 49 | 55ページ

ねこなでごえ

中級 50 | 56ページ

中級 51 | 57ページ

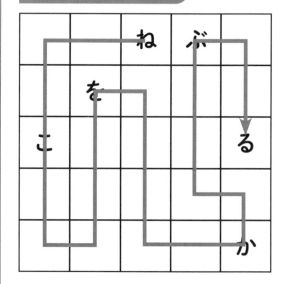

中級 52 | 58ページ

❶E　❷D　❸F　❹C
❺A　❻B

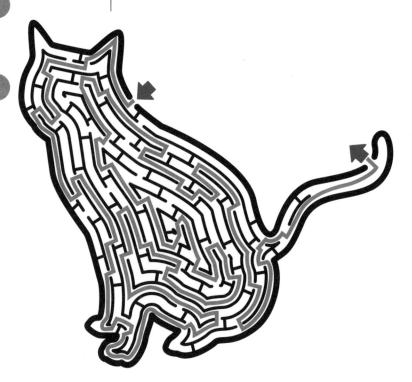

中級 54 | 60ページ

❶ 4　❷ 6

中級 55 | 61ページ

❶ スリッパ　❷ ねこじゃらし
❸ ねこトイレ　❹ 9　❺ 1

（種類ごとの数は、ぬいぐるみ＝8、スリッパ＝7、
バッグ＝7、カップ＝4、ねこじゃらし＝6、ね
こトイレ＝3）

上級 56 | 62ページ

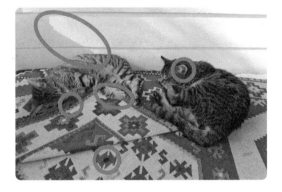

上級 57 | 63ページ

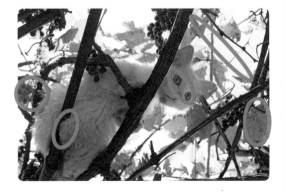

上級 58 | 64ページ

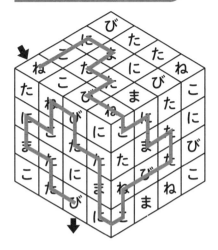

上級 59 | 65ページ　　マロン

上級 60 | 66ページ　　鮨は17画

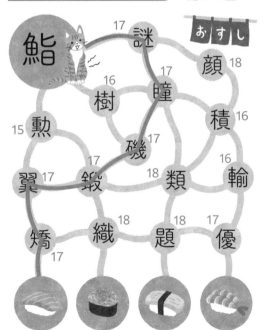

答え

上級 61 | 67 ページ

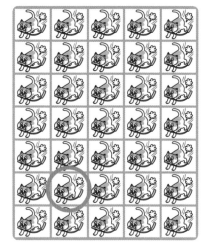

後ろ足の向きが違う

上級 62 | 68 ページ　C

上級 63 | 69 ページ　A

上級 64 | 70 ページ

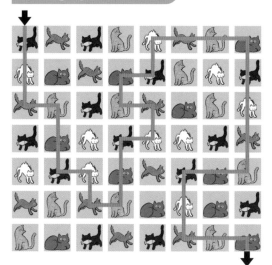

上級 65 | 71 ページ　C

上級 66 | 72 ページ

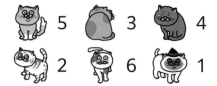 5　　3　　4

2　　6　　1

上級 67 | 73 ページ

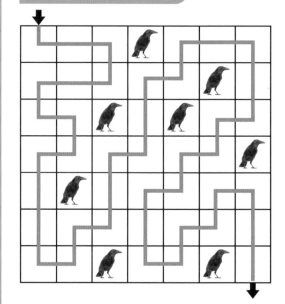

上級 68 | 74 ページ

じょりーん

上級 69 | 75 ページ

ねこかわいがり

上級 71 | 77 ページ

❶4　❷1

94

上級 72 | 78ページ

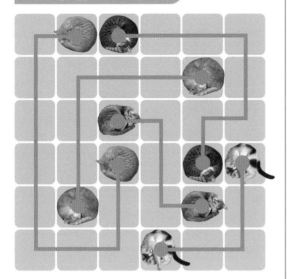

上級 73 | 79ページ

❶ キウイ、ブドウ　❷ 20（−20）
❸ 2　❹ 赤

上級 74 | 80ページ　B

上級 75 | 81ページ

<ruby>窮<rt>きゅう</rt></ruby> <ruby>鼠<rt>そ</rt></ruby><ruby>猫<rt>ねこ</rt></ruby>（を）<ruby>噛<rt>か</rt></ruby>（む）

上級 76 | 82ページ

❶ A　❷ D　❸ C　❹ B
❺ E　❻ F

上級 78 | 84ページ

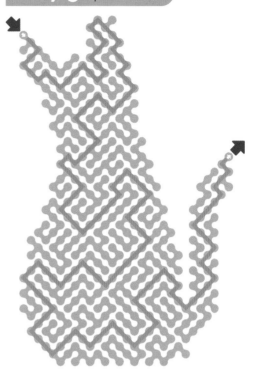

上級 79 | 85ページ

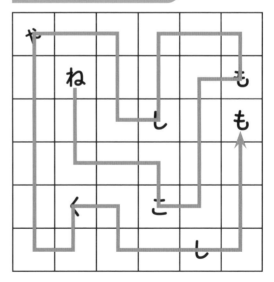

上級 80 | 86ページ

AとJ、BとF、CとH、DとG（順不同）

監修者略歴　篠原菊紀（しのはら・きくのり）

長野県茅野市出身。公立諏訪東京理科大学・工学部情報応用工学科教授（脳神経科学、応用健康科学）、地域連携研究開発機構・医療介護・健康工学部門長、学生相談室長。茅野市縄文ふるさと大使。応用健康科学、脳科学が専門。「遊び」「運動」「学習」など日常的な場面での脳活動の研究などの他、企業からの受託研究、各種産業との共同研究も数多く手がける。NHK「チコちゃんに叱られる！」「あさイチ」他、テレビやラジオ、書籍等の解説、監修などを多数務めている。

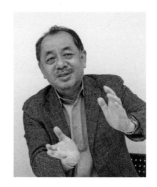

スタッフ

問題作成・編集協力／株式会社ピーエーディー、小松玲子（まちがいさがし）

カバーデザイン／白畠かおり

カバー写真／ Image by Chris Winsor / Getty Images

本文デザイン／株式会社ピーエーディー、本多麻記

本文イラスト／東久世（ことわざめいろ）、イキウサ（バラバラ漢字、言葉つなぎ、サイコロ転がし）、イデタカコ（なぞり絵）、かやぬま優（にゃんプレ）、楠木雪野（展開図はどれ？）、だいこく（入れ替わりクイズ）、どいまき（違う絵さがし、イラスト逆計算、カウントクイズ）、ももろ（順番めいろ、もう1つはどれ？）、吉川めいろ（にゃんこめいろ）、tomoto（画数めいろ）

本文写真／iStock

校正／くすのき舎

ねこと一緒に楽しく脳活
にゃんトレ

2024年4月10日　第1刷発行

監修者	篠原菊紀
発行者	永岡純一
発行所	株式会社永岡書店
	〒176-8518
	東京都練馬区豊玉上1-7-14
	代表 03（3992）5155　編集 03（3992）7191
DTP	株式会社ピーエーディー
製版	編集室クルー
印刷・製本	クループリンティング

ISBN978-4-522-44183-1　C2076